Kuwajali Wanao Watunza

Dr. Roy W. Harris

Kitabu hiki kimeandikwa na kuchapishwa inchini
Marikani.na kime tafsiriwa kwa lugha ya Kiswahili na
MCHUNGAJI Anthony Lusichi Mbukhitsa
Sanduku la Posta 4727-30100,
Eldoret Kenya .+254728002508

Ilikupata kopi yako zaidi unaweza kuhuliza kupitia:

Dr. Roy W. Harris

Order Online @ Amazon.com

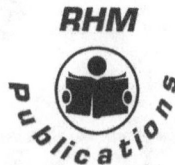

RHM
Publications

Mapendekezo

Ninapokuwa nikisoma kitabu cha kwanza cha kuwajali wanao watunza, Nalitambua kuwa kurasa zake zilipangiwa na kuandikwa hata nikashindwa kupumua.kurasa zake zime jaa ukweli na na mawazo ya msaada sana,natyo imeandikwa na mtu ambaye amekuwepo pale.hii ndio maktaba ya msaada sana ambapo kila mcungaji anapaswa awe nayo..ikiwa unamjua yeyote anaye jali pasi ni vyema ukimpa kopi mojaa ya kitabu hiki Ni njia moja ya kupatana na hali yake maisani. Na maisha na ugumu na maisha inafanyika maisha yaliyo na mfurugu na dhiki na maisha yaliyo magumu yenye diki unapofanyika mlezi wa kujali pasi jifunze kitabu hichi; Nikielelezo kizuri ca kukuweka kwenye mizani nzuri wakati maisha yameenda mrama. ikiwa uliwahi kuhitaji mtunzi ,pasi soma kitabu hichi kwa uangalifu sana; kitakusaidia wewe kuweza kuwasaidia wengine wanao jipanga na maisha yao katika hali ya kujali.

—**Dr. Jack Williams**, kiongozi wa mawasiliano,free will Baptist cuo cha Biblia; na pia magazeti ya mwongozo Ninakumbuka nilipo mkuta Roy kwa mara ya kwanza. Nilivutiwa na utulifu wake ila hali ya mtuu ambaye ameyapitia maisha .kisha niliweza kutambua kwamba nikwanini alipoelezea kuhusu maisha yake na vile mkee wake

3

alipkuwaq kwa mapito yake na mkee wake.

Ambayo mkee wake ameyapitia. Nikawaza
,kuna wengine wengi wanao jail ambao wanaitaji
kusikia habari hii. Niluifurahia sana nilipo pata
habari na pia kitabu ca kwanza cha kujali wanao
kutunza. Lilipo ansa tu kukisoma kitabu hicho,
nisingeliweza kukiweka chini kitabu hici ni lazima
kwa kila anaye watunza wengine, mchungaji,
mwenyekiti, mhelekezi, mhudumu wqa Afya,na
yeyote Yule anaye hitaji ufahamu zaidi kuhusu jinsi
ya kusaidia na kuwatia moyo wanaowatunza. Asande
sana ROY Watu wengi watasaidika na kutiwa moyo
nna kitabu hichi.

- Dr. Stan Toler alitumika kama muhudumu wa
jumla kama suparitendant kanisa la NAZAREENI
NA KAMA MCUNGAJI WA KULE Ohio, Florida,
Tennessee, na pia oklaoma. Dr Tolaer ameviandika
vitabu zaidi ya miamoja vikiuzwa zaidi ya miolioni
3 Ulimwenguni.

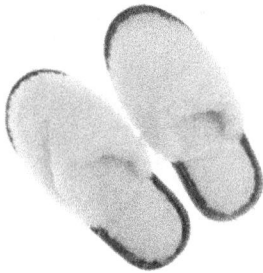

Mahali pa maelezo

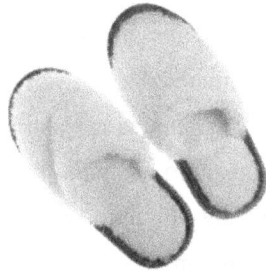

Utangulizi

Moja wapo wa nyakati zilizo gumu maishani na pia kupoteza mpendwa wako mume, mke, motto, wazazi, Dada, ndugu, kina babu na nyanya achuza, wajukuu, wakati mwingine kifo hujaa gafla ,pasipo hatarisho lolote, wakati mwingine hujaa polepole kama uvuli wa jionihaijalisi jinsi inavyo fika, Kifo kila mara kimeshikamana na umbali usio weza kufikiwa na pia huaca jeraha ambalo linaitaji msaada.

Vitabu vime andikwa kwa minajili ya kufariji na kusaidia wale ambao wanao kumbana na kifo. chanzo ca jambo hili ni kukumbana na ujuzi wa wale wanao kumbana na maradi mbali mbali, na jambo kama hilo na kusaidia katika majira aya ya maombolezotabu ivi pia vinaitajika.

Hta hivyo moja wapo ya kikundi imepuhuzwa:

watunzaji.hawajapuuziliwa kwa kupenda

Kulingana na hali ya jukumu lao,wanajihisi salama wakiwa kwenye uwepo wa watu wao. Kulingana na majukumu walio nayo,nakuwa na mtazamo wa maitaji ya magonjwa au ipuuzwe. wanapittia mapityo ya kifo kwa upolewakati wanatunza nakuendelea na maishmambo muhimu ni ni kuwa na hisia wakiwa katika mapito ya majerahampendwa huyu ujiisi kuwa ametengwa na pia akiwa peke yake na kupata nafasi ya kuweka macungu yao na kufarijika wanapo endelea kumaliza hisia zao.

Licha ya ujasiri walio nao anaye watunza anapaswa kutiwa moyo, jarajaa,pongezi,,Upendo,na msaada wakati wa majira magumu. kitabu kiki kwa ufupi kita gabili mambo madogo kama haya. Penned na hali ya kujitolea aliyesimama na mkee wake kwa miaka mitatu, akitazama vile ugonjwa wa kanza ulivyo mteza na kisa kuchukua maisha yake na jambo la kwanza ni kumtambua anayetoa ulinzi;anashiriki ujuzi wa kutunza na pia anashiriki ujuzi huo. kuwasaidia wengine kustahimili hali hiyo kihisia mapema kitabu hichi:

• Kupata njia ya kimsingi ya kumsaidia kuendelea na kutambua njia na kukabili upya hali zote za kiafya

- Nakupata habari kamili ya msaada ya kiudaktari na misemo yake, na hali ya matibabu

- Kupeana wazo kuhusiana na jinsi ya kubakia kwenye msisimuko, kiroo na pia Afya kiasili.

- Upande wa kutambua na kukubali msaada kutoka kwa familia na marafiki

- Kusaidia familia kuelewa kuwa kutunza kuna manufaa gani na ujuzi kuusiana na jambo hilo na kutafuta njia ya kuweza kuwasaidia wengine na kuvumbua njia ya kuwa saidia na kuwa tia moyo

- Towa wazo la kibinafsi iliuweze kufanyia kazi wakati wa majira ya huzuni

- Unapaswa kupeana msaada wakati wa sasa na pia tumaini kwa siku zijazo.

Saidi ya jambo linguine lolote, Kitabu kina mkumbusa msaidizi kuwa haijalisi kiza lina weza kuwa tororo kiasi gani, Mungu angalipo.haijalishi giza nikiwango kipi, MUNGU HANGALIPO.HAIJALISHI UNAKUMBANA NA NINI yeye yupo haijalisi majertaa nikiasi kipi uliyo nayo. yeye anapeana tumaini.Anapeana msaada. msaidizi anaweza kuwa na furaha mara tena. Tazama neno lake.

Nitainua maco yangu nitazame milimani msaadfa

wangu watoka wapi? msaada wangu watoka kwa
Bwana, aliye zifanya Mbingu na inchi.hataruhusu
mguu wako kusongezwa; akulindaye hatazinzia.
tazama yeye anaye walinda waisraeli hataweza
KULALA ama kuzinzia. Bwana ndiye mlinzi wako
Bwana atakulinda wakati utokapo na wakati
muhondokapo Bwana ndiye mlinzi wako Bwana
ndiye uvuli wako. mkono wako wa kuumejua
halitakupiga mchana na mwezi wakati wa usiku.
Bwana atakulinda kutokana na uovu wote. Ataiifathi
nafsi yako. Bwana atakulinda uingiapo na utokapo
kuanzia sasa hata milele. zaburi 121(nkjv), I Psalm

121 ULIMWENGU UNAPOGEUKAKINYUME CHAKO.

Ina shangaza jinsi maisa yanavyo shangaza na
maisha mazuri. kila mara tunaichukulia tu kimchezo
,kutatanishwa kwa ajili ya siku na pia kutatanika, na
matatizo ya kila siku juu kiasi kwamba inaleta
mabadiliko yqa mtazamo wetu. kuelekeza nyumba ya
watoto, gari, plamba, na pia njia nyingine iliyo nzito
kwenye kipimo ca ubora hadi kipimo hudidimia
kwa pole pole na kuelekea upande mwingine
kimtazamo. Nakisa tunasaau umuhimu wa AFYA
YETU. inashangaza jinsi maisa mazuri yalivyo na
kutatanishwa na kupotezwa kwa njia nyingi.
Tunasahau.

Nilikuwa mmoja wa wale walio barikiwa

duniani, nilipata yote shaada nyingi, huduma kuu, Boma nzuri, gari mpya na mkee wa kiungu, watoto wawili nqa wachuku wawili. nikiwa katika hali ya kubarikiwa na sikufahamu kiwango cha kubarikiwa. kwa masiku kadha ambapo ulimwengu wangu ulienda kinyume.

Diana, mke wangu alipata machungu mwingi kwenye titi lake la kushoto.kuna kitu ambaco sio sawa Nalimhuliza aweze kuwasiliana na daktari. wqakati wa ugeni huo kwa daktari Dr alituambia kuwa ishara inaonyesa kuwa ni maradhi mabaya. Kwa haraka akafanya mpango wa haraka wa matibabu na kumfanya Diana kupata nafasi kwa Dr Dunbar, Daktari aliye tambulika kwa hali ya upasuaji, wa wanawakeikiandaliwa na tukangojea kwa siku tatu ilikupata matokeo.

MWITO ULIKUJA SIKU YA JUMATATU KWAMBA masaa machache dakika chache zaidi ya nane. Tulikuwa tu tumerejea kutoka kwenye mkaawa tukiwa na Diana na wafanyi kazi wenzake. NILIJIBU simu. Wakati Dactari Dunbars na kwa sauti ya upole, aliuliza je Diana YUPO APO, Nikapeana simu kwake na nikqasikiza maongeo yao kwa upole sana nikahisi kuwa ujumbe haukuwa mwema. aliwerka simu cini kwa araka na kunena mambo ambayo ilibadilisha maisa yetu milele.:nina

11

ugonjwa wa saratani ya matiti.na kasha akaansa
kulia. NALIMCUKUA MKONONI NA KISA
NIKAANZO KUMFARIJI KWA KUMSHIKA
KATIKA HALI YA KULIWAZA. Nikamelezea jinsi
gani ninampenda najinsi tutakavyo kumbana na ali
hiyo kwa pamoja

Diana alistahafu mapema kila mara mimi
huenda kitandani mapema lisaa au kama baada
.usiku huu ulikuwa tofauti. ilikuwa katika ali ya
kuitaji usingizi ambapo nilikuwa macho
ninakumbuka sana hisia na matukio ya usiku huo.

Naliitaji usingizi mdogo.Iikuwa ni wakati wa
kuwa kimya na kuwazia jinsi ya kutazamia kuusiana
na kile ambaco kimewai kutendeka.hakuna maneno
ya kudhihirisha hisia yangu. kulikuwa na maswali
mengi kuliko majibu.

Nisingelijua na kuweza kuwazia MTU YEYOTE
ambaye angelisaidia na majibu. ilikuwa ni usiku na
sio vyema kuita mtu yeyote usiku. Yule ambaye
ningeliweza tu kuongea naye alikuwa ni Mungu
PEKEE habari hii ilikuwa ya kuuzunisa sana
nakutisha. Ninafyurahi kuwa mungu hazinsii wala
kuzimia

Ninapo tazama nyuma jioni hio, kwa njia

12

nyingine inaonyesa kwa umbali wa siku nyingi.KWA
NJIA ZINGINE, nikama jana mengi yametendeka
takngia wakati wa usiku huo wakati mwingine
nivizuri kutazama nyuma na kukumbuka. Nilijihisi
kuwa sina msaada kabisa. saidi ya miaqka thelatini
,nilimlinda mke wangu. Kwa usiku huo nilikumbana
na hali am,bayo singekuwa nadhania ninaweza
,Diana alinitazamia ilinipate kumpaa msaada
kwangu ili apate uwezo, uhakika, na uelekezi.
Nilifahamumkuwa nilipaswa ni simame wima kwa
ajili yake na pia fam ilia

   Ilikuwa ni vigumu mimi kukubali, Nakini
nilifaamu kwamba jambo ili lilikuwa kubwa kuliko
vile nilivyo weza kuusiana na na mawazo yetu ni
vigumu kukubali kwamba nhatuwezi kuweza
kusuluhisha matatizo hayo Nalijifunza kupitia tatizo
hili kuwa ni sawa na nivizuri kukumbuka kwamba
kunakuwanga na matatizo nna kuna mambo
hautaweza kukabiliana nayo pekee yako, bali
kwamba unaitaji msaada, Lakini tunapogundua
kwamba tunaitaji msaada ambapo ipo na
inapatikana.

   Hisia ampapo ilifuata abari ambapo haitaweza
kustahimili. tulikuwa na maswali mengi pasipo
maswali. ni aina gani ya utendaji inayopatikana? je
anaweza kweli kupona wakati saratani inapozambaa?

*je ugfonjwa uu jee ni wa kuendelea je anaweza
kuhisi mdaa gani?*

Sikuwa na jawabu kuusiana na maswali haya,
Lakini jambo moja sikufahamu kwa akika ni kwa
miaka thelatini mungu alikuwa amebariki huduma
tukiwa naye. alikuwa amepeana yote tuliyo hitaji
kuliko vile tungelidhania.maana amethihirisa hali iyo
ya kuaminika ninini kile tungelifanya Ninakumbuka
ayubu kwenye Biblia alifika maali ambapo alipoteza
kila kitu hata kile kilico onekana ca maana. lakini
hata katika kupeteza kwake Ayubu ali mtazamia
mungu anaye aminiwa alisema kwenye 13:15
ingawa amenipiga lakini nita paki kumuamini.

SIKUWEZA KUFAHAMU JAWABU
sikuweza kujua maswali yote, maswali yoyote
tungelikuwa nayo. Lakini nitambua kwamba
inanibidii nimwamini Mungu na maisha yanguna pia
maisha ya wale ninawashukulikiali

Sikuwa na Ufaamu jinsi nilipo kuwa nime
barikiwa adi nilipo patwa na janga iliyo badilika na
simu moja tu. maneno macace madogo yalibadilisa
mambo yote Imani jambo la ajabu sana, lakini ni raisi
kuwa na imani wakati mambo yako ni mazuri

Jinsi gani imani inaweza kufanya kazi wakati

14

ambapo maisa yanapotoka? Nina paswa kuungama kwamba. sikuweza kum, huliza mungu ni kwa nini jambo ilo lilitukia.ni sikufaamu. Niliwazia tena didi ya maisa yangu hadi kiwango hici. kulikuwa na matukio mengine, haikuwa mbaya kama haya, wakati mungu anaonekana akiwa ndiye anaye elekeza alipo kuwa akielekeza kwa njia usio ifahamu lakini mwiso wake inafanyika ya kufaa na pia mungu uwa hafanyi makosa na kwa bnjia hiyo mungu hawezi kufanya makosa ata kwa familia yangu. Kwangu mimi ali kamili yamacungu ilianza nilipo pokea tu simu.

Kila mmoja atakumbana na siku ya giza ambayo ndiyo inayo funua kiwango cha imani. gine ni mungu husababisha ambapo ni magumu kwetu kusukuru. Tunapaswa kufanya nini wakati ulimwengu umetugeukia? maneno yangu kwa Diana tunakuweka mikononi mwa mungu. Ninamwamini na nina jua atatenda. ilikuwa ni mara ya kwanza nilisema maneno haaya kwake na ayatakuwa ya mwisho maneno haya yatakuwa yakijirudia masikioni mwangu kila mara na mwake pia .mara nyingi kwa miaka mitatu

Tulipata ujuzi wa kuwana amani kutoka tu kwa mungu. wazo hili lili kuja kuwa kila mmoja ni wqa maana maconi mwa bwana, Nina amini kuwa kila

15

mmoja ameumbwa kwa m hali ya kipeke na niwa muhimu walio fanywa na mungu mwenyewe na kwa kazi binafsi na kupitia ujuzi wa na mipango ambao na kufuraia Baraka zake na tuliamini kuwa Baraka za bwana na mipango yake ni ya upora. atukuweza kufaamu jinsi ilivyo kuwa vigumu lakini tuliamini kuwa anausika kwa uelekezi.

Nina kumbuka nikinuku kifungu kutoka kwenye Biblia inayosema sita nkuaca au kukupungukia. na nyingine inayosema mimi nipo pamoja nanyi hadi siku ya mwisho wa dunia nifaraja ya jinzi kani kutambua kwamba hauko peke yako. alihaidi kunisaidia. Nalijua na kufahamu kuwa atyisaidia.

Kanuni za Yule anayetunza

- wakati habari za kutatanisha zinapo kujia ikabidhi mikononi mwa MUNGU.

- Kubali kwamba wewe hauwezi kufanya lolote na kukabili mengine nikiwa peke yangu.

- Mwwendee ukiwa na ulinzi nakufaamu kuwa yeye Mungu hakosei au kufanya kosa.

- Tambua kwamba unaweza kumwamini yeye kwa ajili ya uzima na pia maisha ya wale

16

unao wapenda.

- ba mungu anampango mwema maisani mwako.

- Ni mpango ulio mzuri hatakama ni mapito machungu, magumu na yasiyo weza kufahamika.

- Kumbuka kwamba yuko kwenye husukani atakusaidia.

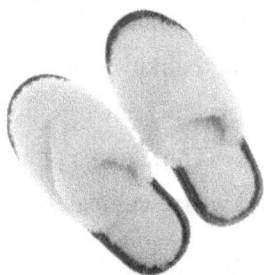

Hofu kuhusiana na usicho kifahamu

Juma lilikuwa kana kwamba halifiki kikomo

chake. Tulingojea kwa ufumilifu mwingi kwa AJILI YAKE Diana KUWEza kupata uchaguzi na Dactari wa upasuaji ndiposa aweze kufanyiwa upasuaji (una ugonjwa wa saratani) hakika ilimaanisha kuwa. Ninakumbuka nikitazama jerry springer inayoonyesa kwenye maeneo paa mangojeo kuhusiana na sababu tofauti, ningeliona kadha katika miaka iliyo pita. sikuwa nimeona kipindi kizima cha namna hiyo adi wakati huo. ningeliziona kada pia kwenye miaka ijazo kwa sababu kwa sababu ilikuwa imepimwa kuwa ni vyiema kuwa Diana alipata mpangilio wa Dactari afike saa za halasiri. ndiposa asikose kwenda kazini. katika majira ayo nalipata uhakikiso kamili wan a kupata ukweli wa TV.

Wakati ilionekana kuwa atuwezi kuendelea kungojea, mlango wandani wa afisi ulikuwa uko wazi na kisa mhudumu wa wa hospitali yani Nasialimwita Diana kwa jina lake. Tulitelemka jinni hadi kwenye ucunguzi wa pili kwenye cumba ca nani upande wa kuhume.

kulikuwa na hali ya kusita sita kuambatana na kila hatua tuliyo ichukua pasipo kufahamu kuwa ni majira ya liyo magumu kukabiliana nayo. kuhusiana na kile DIANA ALIKUWA AMEPOKEA KWA NJIA YA SIMU. Tangia wakati ule tulipo pokea habari, Nimekuwa nikiwazia kwa ndani sana, na kuwaza kuusiana nqa jinsi jambo ili lilivyo la uzito jinsi hii niliansa kuwazia baadhi ya maneno ambayo Dactari angalisema lakini sisi tulijua kuwa Dakika inayo kuja ni ya dhamana sana maishani mwetu.

Diana alisisitiza kwamba nikae naye ata katika hayo majira ya vipimo. Nalitambua jinzi ilivyo kuwa ya muimu sana kwa mke wangu kujihisi kuwa salama na kujua kwamba hayupo pekeyakenalifurahia kuwa nili kubaliana na ombi lake wakati mwingine mpensi wako anapo patwa na majangakwa njia iyo mpenzi hujihisi kuwa amezidiwa na macungu pamojana hali ampapo inaweza kushinda katika maumifu,matibabu yanayo stahimili,na pia vile matibabu yanaweza kuhadiri

,nkilikuwa ni vyema mimi kuwa kwenye chumba na kusikia kila kitu ambaco Dactari alipaswa kusema

Dr. Dunbar alichunguza kipimo na ali ya matibabu nakuketi chini kwenye kiti. Alipoansa tu kuelezea maelezo ya kipimo, atukuweza kuamini. Sio moja ilaa vipimo katha vilivyo tumika. Saratani ilikuwa imejawa karibu kilamaeneo ya titi la kusoto.

Kwa maneno ya huruma mwingi, DR.DUNBAR ALIWACHA MATOKEO HAYO KWA ALI HIYO NA KUSHUGULIKIA JAMBO MUHIMU. Ingawaje alikuwa na ali ya kujali ,habari ilikuwa ya kutatanisa. Alielezea kuwa ule uvimbe hauitaji upasuaji. a mkubwa kiasi ambapo ungelizambaza magonjwa kwenye kifua chote. ikiwa jambo hili lilikuwa nikweli, ALIPEANA TUMAINI KIDOGO SANA YA UREJESHO NA UPONYAJI

"Jinsi ilivyo vibaya ilivyo kuwa? Diana akauliza." Dr. Dunbar alielezea kuwa saratani ilikuwa inakuwa kwa haraka sana na katika viwango vinne, kiwango ca nne kikiwa ndicho kikuu. Kwa upole alisema, ufimbe ulio nao tayari umefika kiwango cha nne.

Mimi singeweza kumtazama tena DIANA. niliansia kwenye sakafu. moyo wangu ulikuwa kwenye koo, Namachozi yakauchaza uso wangu.nikajiambia, unapaswa kuendelea kuelekeza. Diana anakuitaji wewe wakati huu. ilikuwa vigumu hata kuweza kulia machoziwatu wengi. kama mchungaji nalikuwa kwenye jumba hicho na watu wengi walikuwa kwenye chumba walipo pokea pia abari iyo ya kutatanisha. hili lilikuwa ni jambo tofauti.

Sikuwa na ufaamu kiasi kile nilikuwa nimebarikiwa hadi nilipo patwa na janga Dr alielezea kwamba aina kama hii aliyo nayo Diana na ana ya saratani inatazamiwa mtu kuweza tu kuishi kiwango cha miezi kumina minane au mwaka mmoja na nusu. nalijihisi kana kwamba ninaota ndoto pasipo kuweza kuamuka nalipigwa na Butwa. kana kwamba mtu amevuta usingizi na pumzi kutoka kwenye mapafu. Nalisikia maneno, Lakini sikuweza kuitikia sauti hiyo, mkee wqangu alikuwa aishi majuma machache tu ya miezi michache

Nalijiambia kwamba nitasikia tu yale Dactari atasema kuliko kile ambacho amekwisha tu kusema. Nikawaza, Mtazame DACTARI NA KISHA Jambo hilo litakusaidia kuwa na mtazamo. Nilitaka sana kuelewa kile ambacho alikuwa akisema.

Dactari hakupeana hata jambo ndogo la tumaini. Tulipaswa kuikausha hiyo ufimbe ili isiwe ndio ime

jawa kwenye kifua, pengine ingeliondolewa
Alituelezea kuhusiana na Dactari Denise Yardley,
moja wapo wa ancologia katika maeneo ya kusini
mashariki. Alikuwa na ufanisi mwingi kuhusiana na
hali iyo ya uvimbe. karibu na hali ya chemotherapia
ingelikausha uvimpe ndiposa iweze kupasuliwa. Dr.
Dunbar alikuwa ni rafiki wangu na pia rafiki wa Dr.
Yardley. alihaidi kujaribu kuanda mwaliko kwqa ajili
myetu lakini baada ya ukaguzi

Tulipokuwa tukirejea nyumbani ilikuwa ni
mojawapo yenye maongeo na na mtazamo wa
matukio. Sasa tulikuwa tumetambua kwamba ninini
tulikuwa tuna tazamia. Hofu ya hali isiyo julikana
ilikuwa imetutoka. Tulipokuwa tukisafiri tulikuwa tu
tukunena kuusiana na kile tumekisikia.

Diana alipata tumaini kuwa yeye atapata uponyaji
ndani ya moyo wangu naliju kuwqa mungu yupo
kwa usaidizi, Lakini siku wan a ufaamu jinsi ya
kujihisi. Nalitaka kushambulia saratani kwa bnjia
yoyote ile. kama ninge lijua hasilimia mia moja
kwamba itamzidi jinsi hii. NALIMWAMINI Mungu
aliye na uwezo wa kuponya, nalikuwa nimewaoina
baadi ya watu walio kuwa na saratani lakini wakiwa
hai. Jee unadhani Diana angelikuwa kama wao?
nalikuwa na hisia iyo isio tulia ndani yangu. Maombi
yangu ilikuwa kwa uponyaji wake DIANA.

SIKUTAKA KUWAZIA JAMBO LINGINE ila.
Nalipaswa kumwamini mungu na kujua kwamba
atafanya iliyo njema.

Wakati wa kukutana na Bwana Dr.yardley
alikuwa salama,nasi tulijiisi kuwa na furaha tele na
kuwa na mmoja wa wana ancologia katika state yetu
nzima kwa kikundi chetu kwetu sisi ilikuwa yakutia
forah kwa sababu tulikuwa tuna safari kufikia
uponyaji, kwa upande mwingine, Tulikuwa tunaingia
kwenye ulimwengu ulio wa kigeni kwetu.

Tulikuwa tayari kuchukua hatua hiyo. Ingawaje
tulikuwa tunaogelea kwenye mashua na bahari yenye
mawimbi tulikuwa na ujaziri mwingi kwa mungu
mwenyewe. Tulipeana kilakitu mikononi mwake.
Tulikuwa tume mweka awe kapteni wetu wa maisa
yetu miaka mingi iliyo pita. ATUKUWA na uhakika
ni nini iliyoko mbele yetu Lakini alikuwa
amethihirisa kwa miakamingi maisani mwetu tangia
tulipomfahamu kwamba atatufikisa salama kileleni.

Sitaweza kusahahu nilipo tembelea juma moja
baadaye kwa Dr. Yardley afisini mwake. ingawaje
nalikuwa nime tembelea hospitali kadha za ugonjwa
wa saratani kwenye vyumba na pia nyumbani
nikkiwa mcungaji, Sikuwa na wazo mkuuwa ni
nwatu wangapi magonjwa haya yame adhiri.

JAMBO HILI NILA KWELI KUHUSIANA NA WATUNZAJI. Ukweli ni kwamba kunamagonjwa mengi kule njee inayo wqahadhiri watu wengi na inaitaji mdaa na mtazamo wa mtunzi. Saratani ni moja wapo. Na pia (magonjwa ya luo Gehrigs,) Alzheimers, sclerosis, stroke, na crippling arthritis, muscular dystrophy, celebral palsy, spinal bi da na ugonjwa mwingi wa mawazo kwa kuya taja machache na ni mpangilio mwingi kwa watyu wanao hitaji utunzi kutoka kwa watunzi.

Kila hali ni tofauti lakini kila moja wayo inaitaji upendo na kujitolea sana au rafiki anaye toa mda wake, Talanta na matoleo ilikupeana hali hiyo ya utunzaji. Dactari na Afisi zao zime jaw asana na wingi wa wengiambao wamekumbwa na magonjwa mbali mbali. na ali ambayo sio nzuri sana.

Mahali pa mangojeo pamejawa na wagonjwa na jamii zao. wagonjwa wanaotibiwa kwenye hospitali hizi ni wa miaka ya kubalehe hadi miaka ya tisini. wachace ndio wanangojea wakiwa peke yao lakini wengi wako na watu wao wa familiaau marafiki. inaleta au kupungua uwezo kidogo tunapokaribia kwenye mapokeo. Diana ALIJITAMBUA MWENYEWE KISA ANAPEANA Bahasha iliyo na habari kutoka kwa Afisi ya Dr. Dunbars na pia tuliweza kutengeneza nafasi yetu na kupata viti vilivyo tupu nyuma ya chumba. kiwango cha kazi ya majaribio nakuamisha, na pia hali ya kuenenda inaweza ikawa hofu. Ikiwa wewe ni Yule anaye tunza ,mengi ni bora kila mara. Chukua cocote kile unadania kuwa unaweza kuitaji na vichache ambavyio hautaweza kutumia. Jambo moja iliyoniguza sana na la ajabu ni watu wengi ambao wanashikamana na jombo cha TV. ILIGEUZWA KUWA ya mtahani, na Duga la opera likawani la sabuni ambalo lilijulikana sana. Nikawaza, sijawai kuliona duka kuu la sabuni la namna hii tangia nilipozaliwa namimi nikijana kwa kuwa mama yangu alikuwa mpenzi wa jambo hilo. la, sikuweza kushika maana nalo kama kibandikizo

Tuliketi kama lisaa limoja hivi kapla hatujaitwa kwa maktaba ambayo Diana aliye pimwa na kutoa Damu yake. Kisha tukaingia kwenye jumba la majaribio. Kutembelea jumba hilo kidogo na kwa njia hiyo nikafanyika ndiyo mazoezi na machunguzo kwa miaka mitatu. Jumba ilikuwa imejawa na madaktari wengi na pia afisi ya uchunguzi. sikuweza kutambua utofauti kutoka kwa mmoja kufikia mwingine ambao nilikuwa nime uona. ilikuwa kwenye tangazo katika viwango vingi na tofauti iliyo kwenye matangazo hali ya maelezokuhusiana na ugonjwa wa kanza na pia kanza ya matiti kwa viwango. ilileta nyumbani hali ya kutambua mahali tulipokuwa na na ni kwa nini tuko mahali hapo.

Dr.Yardly, alikuwa ni mama aliyekuwa na taluma yenye mtazamo mwema kwenye miaka yake ya harobaini aliingia kwenye chumba na kujichulisha mwenyewe. Alitumia maelezo kuhusiana na ugonjwa wa saratani ambayo Diana alikuwa nayo navile anavyo endelea. Naye akafuata mwongozo huo wa aliopewa hatua ya mara nne katika matibabu.

1. Miunganisho ya madawa ya matibabu ambayo ilinibidii niitumie kwa majuma kumi na nane. madawa hayo yaliitajii kipimo cha majuma matatu masaa matano au sita.

2. Ikiwa kipimo kile cha chemotherapy kingelifaulu, dactari aliye na taluma ya upasuaji alifanya kwa umakini sana, ilikuondoa saratani iliyo salia kwenye titi.

3. Misunguko thelathini na tano ya lipaswa kufuata upasuaji, kila mmoja kila siku, siku tano kwa juma siku saba

4. Diana alitarajia kuwa kila mara ameze dawa kikawaida tu hivi tu maishani mwake mwote

Ni muhimu sana kuweza kuwa na mpango wa kupata matipabu. Dr. Yardley katika hali ya kipimo

kuhusiana na mpangilio uliokusudiwa kwa ajili ya
matibabu ya Diana hicho uelezea utenda Kazi wa
kidude ndani mwa mitiririko au mitembeo ya damu
nichombo cha kuweka dawa moja kwa moja ndiposa
inaweza ikachificha kwenye damu na kusaidia damu
kupita. mwondoko huo wote ulikuwa uanze na
upasuaji mdogo ilikupanda chombo kimoja kinacho
itwa aport. chomb

kipandikizo kilichowekwa, tuligundua kuwa,
ilikuwa ni tukiohilo lilikuwa lakila mara na la kutibu
wengi kuhusiana na ugonjwa wa saratani, mgonjwa
kusaidiwa. tuliusika sana na jambo hilo la kupanda
kidude kidogo kwenye mwili ilituanze nayo, nakujua
kuwa itamsaidia sana Diana kwa mdaana tuliona ni
kweli na nyepesi kwa DIANA kupata matipapu. na
mi niliiunga mkono, Dr Yardley alifahamu kuwa
tutakuwa watu wakujali sanana pia kuwa na maswali
kuhusiana na mpango wa matibabu aliyekuwa
amekwisha kuelezea, aliokuwtuna swali tunaweza
kuhuliza. Diana aliuliza

"Kuna madhara yoyote ya kimtazamo baada ya
kutumia dawa hii?"

Jawabu lilikuwa la kutatanisha. Dactari
Yardldley alisema, kwakweli nyele zitatoweka.
utaweza kupata vidonda kwenye kinywa chako.

inawezerkana ufanyike mwenye hali ya kuchafuka moyo na pia kuendesha. na hali ya kujilinda kuhusiana na kuadhiriwa ni kuwa itarudi jinni na kwa njia nhiyo itaitajika damu. utajihisi mdhaifu wakati mwingine na kuwa na hali ya joto. inawezekana uwena masumbufu kwa ajili ya kushushika na kuwa na haliisiyo nzuri inayostahili. hali yako ya kiasili inaweza kuadhiriwa.

Hakika hatutaweza kuelewa na kupimo kile cha ufahamu na kuinua jambo hili la kimtazamo kushindwa kuona vyema tuliongea kuhusu jambo hilo.tuliongea kuhusiana NA JAMBO HILO tukielekea nyumbani. Diana alielezea jinzi vile hangeweza kupoteza nyele zake alikuwa na nywele nzuri nyeusi. Mama yake alikuwa ni mhindina nywele zake nzilikuwa ni nyeusi na pia za kufutia sana yeye akiwa na nyele nyeusi na pia akiwa mweupe. pengine mimim nitakuwa ndiwe mtu aliye fanikiwa sana na kuweza kutunza yangu. alisema kwa sauti yenye tumaini kuunalikupali na kujua kwamba kulingana na maamuzi yake na kuna uwezo ama tusiwezewote wlikuwa na tumaini kuwa. sikuwai kuwazia kuwa njia nyingine yoyote

Ninapouliza matibabu yatafanyiwa wapi, tulitambua kuwa vituo vingi vya matibabu ya oncoklogyi kuwa inavidha zakutipu. Tennessee

Oncology, ambapo DR Yaerdley na maeneo ambapo afisi iliwekwa, na pia ilikuwa na matipabu bora. wakati huo saa za halasiri liweza kupelekwa matembezina tukajulishwa kwa afisa waudumu Jumba lilikuwa limejawa na vidha vyote vya matipabu jumba lilikuwa lime jawa na vitu vyote vinavyo itajikailikufanya haliya kuwaza iasiwepo kwa hivyo walikuwa nwame weka kule telecvisheni, na npia vidha vya kusikiziana pia vinywaji vyepesi.

Daktari Yardley alielezea kuhusiana najinzi itakavyo kuwa ikiendelea kwenye chumba hicho. wakati Diana alipokuwa akipumzika, mhudumu alileta kijikaratazi ambacho kilkuwa na nmaelezo ya jinsi ya matibapu na chemikali na kutumia chombo kwa ajili nya matibabu. Baada yake kupokea matibabu alikuwa anaweza kusoma, kutazama vipindi, kuongea name kuomba au chochote angelifanya ile chemotherapy IV iliwekwa kwenye kardi ya. Diana angeliweza kuamuka ,kutembea na kuenda kwenye haja. Alijkuwa na uhuru wa kuenenda au kutembeaakiwa tu nanapokea matibabui lipidii aweze kujifunga leso. matibabu yalikuwa yadumu hatas masaa sita

Diana alikuwan na nmaswali nakuendelea. je kuendelea kutukia madawa haya inaweza kulemeshauvimbe kiasi cha kutosha upasuajikufanyika?

Dr. Dunbar when the procedure became possible. Tulikuwa na ufa NISI MKUU SANA KWA KUMALIZA UFIMBE na kwa wagonjwa wengine, lakini kila ufimbe nitofauti na ni na jihisi vyema sana kuhusiana na nafasi uliyo nayo; alituambia kwamba jambo hili wataendelea kupata ujumbe zaidi wakati matukio yataonekana hayawezekani

Aliendelea kujibu maswali yetu kuhusiana na therapy. kwa nanini kujukua vipimo? je unadhani itadhuru? je inachoma kweli? Je inachukua mdaa upi?

Alielezea kuwa kipimo hicho cha kutherapia ilikuwa kwakeli imekuwa pora. Diana hangeweza kujiisi jambo lolote. matibabu hayangeweza kuisha. kila tukio lilidumu tu madakika machache kwenye maeneo. Hakuweza kutambua kipimo kila mara kumhacha mkonjwa akiwa mdhaifu lakini inakubalika matibabu yanakipimo cha ulinzi kuweza kuhuwa virusi vinavyo salia baada na ubasuaji

Alielezea kuwa matibabu yalikuwa tu ni mwanzo wa. Baada ya kuchoma. Diana alikuwa aweze kupimwa kila mara kwenye kipimo na kutibiwa kikamilifu.

Wakati Diana alipouliza swali kuwa je inawezekana kuwa nitapona saratani? Dactari alijibu kuwa, hakuna anayeweza kutabiri kuhusiana na siku zijazo, lakini ikiwa tunaweza kukuweka kwenye matibabu yakuchukua miaka mitano hivi.

Tulipo wachana na daktari siku hiyo, tulikuwa tungali tuna maswali. Tulipokuwa tukisafiri njiana kuelekea nyumbani, Tuliongea kuhusiana nay ale tuliyo kwisha yasikia hapo nyuma. Mambo mengi ya kutia moyo yalikuwa yamekwisha fanyika. Sasa tulikuwa tunaweza kuwa na mtazamo wa uelekezo. Tukakubaliana na mpango wa matibabu. miaka MITANO ILIONEKANA NI MBALI SANA NA SIKU ZA USONI, lakini pengine yani pengine tunaweza kufika ngambo hiyo.

Ingawaje tume ingia zaidi kilindini cha maji inapomiminika kwetu, tulikuwa na tumaini kuu sana kwenye baaria wa meli yetu. Tulimtumainia sana ili atuelekeze na kutuongoza kupita kwenye mawingu na dhoruba na hali tuliyokuwa tuna pitia na kwa njia hiyo tulikuwa na kutuleta upande huo mwingine wa maisha salama.Sasa tulikuwa nalengo la kushugulikia.

KANUNI ZA MTUNZI
- Achana na usalama wako na mawazo na kisha na

kuzama kwenye kilindini ndani ya Mungu
ambapio kuna utrunzi wa Mungu wea ajabu

- Andaa mpangilio wa utenda kazi kisha uweke
  kwenye matendo kushikamana na hisia

- Shikilia sana mwenzako kisha mwende pamoja
  na kuogelea kwsa pamoja kwenye giza la maji

- Fanya mahamuzi ya msingi kuwa Mungu awe
  ndiye kiongozi wa moyo wako maishani.

- Iweni na imani kwa Mungu na kumtumaini yeye
  kupitia hizi siku zilizo ngumu na kuleta katika
  usalama wake.

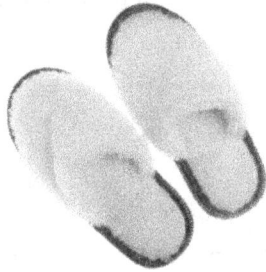

Kukumba na na yasiyoaminika

Tulipongojea matibabu kuanza ,masiku yaliongezeka kuwa majuma.majuma hayo ya kungojea yalikuwa ni wakati mgumu sana.mdaa ulienda polepole sana. Tuliendelea na mpangilio wetu wa mipangilio jinzi tuwezavyio jinzi tuwezavyo lakini hata hivyo magonjwa hayakuwa mbali na kuwaza kwetu. Nalishanga kwa nini ilichukua mda mrefu jinsi hii kuanza matibabu. Kwakeli uvimbe nao ulizidi kukua na kuongezeka kiasi ambacho kilikuwa ni kigumu kukitibu kila siku ikipita. Nalijifunza kuwa kungojea ni kiwango cha kimsingi, sio kuwa kwamba dakari sio kua akujua la kufanya na pia hakuwa na moyo wa kujali lakini ni kwa sababu ni watu wengi wamepatwa na maradhi hayo ya saratani kila siku.

Ikiwa uko kwenye stage ya kwanza ya ya kutoa

ulinzi kwa mtu wa ukoo ama rafiki, basi usije ukakatatama kuhusiana na kucheleweshwa kwa matipabu. Ambayo kila mara utukia. ni kawaida kwa mambo mengi.

Majuma MATATU YANAPO PITA, na kisha siku inafika kwa ajili ya matibabu. tulisafiri maili nyingi kutoka kwa nyumba yetu kuelekea. Tuliegeza gari na kisha tukaingia tukiwa na wazo la kutorithika. tulikuwa tumekaribia kuanza tulitazama sehemu ya mbele kisha tuka mwona jana akiitwa na nesii. Na kisha kwa haraka na tukamfuata hadi kwenye maktaba yamahabara kwenye jumba cha kulia.

Nesii alimpima Dianna,Kuchukua kidole chake kujua ikiwa damu inaendelea vipi na tukachukua kipimo cha damu kiasi cha vipimo viwili kwa matibabu na ufahamu zaidi. tulirudia mtindo huo mara miamoja kulingana na mdaa tulio tembelea kituo hicho cha matipabutulikuwa na furaha sana tunapojianda kusonga mbele.

Tulimfuata nasii hadi kwenye chumba ndogo la 6kwa kumi chumba cha kupimia ambacho akina madirisha. Tukingojea kuitwa kwenye jumba kikuu cha matibabu. BAADA YA KUNGOJEA kuhusiana na kile kinajulikana kama umilele, Diana alipokea kipimo kingine cha xray kuona ikiwa kweli uvimbe ule umebadilika. Nilijihisi kuwa jambo sio sawa. Kama vile maradhi ya saratani ilivyo zidii kuongezeka ? je jumba la matibabu jee limejaa? je tunabii kungojea ilimtu mwingine haingie? kwakeli hawataweza kuhairisha matibabu kwakuwa ime kaa kwa muda mrefu sanana siku nyingi za kungojea na maandalizi katika mawazo. walikuwa wameathiri hisia zetu ikiwa kwakeli hawangeweza kututibu.

Wakati Dr Yardley alipo ingia kwenye jumba ,alikuwa na mtazamo wa kumaanisha kwenye huso yake na bahasha nene mkononi. ishara nyingine ilikuwa imeonekana kwenye kupitia mashine ya xray ikiongezeka kwa uvimbe huo. uvimbe ulikuwa kwenye titi la mkono wa kushoto, lakini alama hii ilikuwa kwenye mabavu ya kulia alituambia kuwa kuna kijimfuko ambacho kina mafuta ambayo inapaswa iondolewe. kusababisha mambo kuwa mabaya sana, chemotherapy haingeweza kuendelea hadi hatua zote zikamilike.

Kusikia habari hiyo ilisikika kana kwamba mtu amenipiga ngumi mimi na Diana kwenye tumbo. kwa haraka Dianna akauliza, ni nini ilisababisha mafutaa? jee ni saratani ilisababisha? kufikia hatua hiyo, zote tuka jumuhisha Daktari, ingawaje saratani ilikuwa imekalia kwenye titi moja. ikiwa mafutaa hayo yamepepa pia chembe chembe za saratani, nakisha

nikwamba saratani ilikuwa imezambaa na
atungeweza kutambua kwa njia yoyote kuhusiana na
matibabu kwenye mlango.

Dr.Yardley alielezea jinsi atakavyo iondoa hiyo
mafuta ya maji maji na mwenendo unao itwa
phothosinsesis. mwoyo wangu ulishtuka sana
WAKATI ALIPO chukua syringe na shindano
ingelisukumwa kwenye mgongo wa Dianna kwenye
misuli ya mwili na kupita katika mabavu yake.
Itampidii aishi akiwa macho, kwa hivyo alikuwawa
na jambo lolote mfuko wa mafuto hayo ulikuwa
unyonywe kupitia kwenye mabavu.

Nilitoa machozi mengi sana nilipo kuwa
nikielezewa na daktari kile ambacho sikutarajia.
Nalingangana kujaribu kujikaza. Na kwakweli
hatungeweza hata kuacha sehemu ya ukuta wa
kwanzana kwa njia hiyo ilitubidii kurejea hadi
kiwango cha kwanza. Nalijihisi machungu sana kwa
muda. Jambio hili lilikuwa halina maana. Saratani
ilikuwa ni mbaya sana kuikabili na sasa ilibidii
akabiliane nayo.

Hata mbaya sana, katika hisia tulianza kuwa na
mawazo kuhusiana na kuansa tena matibabu ya
chemotherapy, na sasa ingeweza kuhairishwa na je
ninani angelijua ni mdaa upi Nikatulia kimya

nalinyamaza kimya na kwa muda upi na nikawa kimya ni kuzibaa ulimi wako. ikiwa wewe ni mtu wa kutunza ,tafadhali kumbuka haya kuwa hisia huja na kuenda. hauwezi kuelezea jinsi na kuelekeza jinsi unavyo sikia ila unaweza kuelekeza jinsi unavyo jihisi lakini unaweza kuelekeza jinsi unavyo jihisi na vile utatenda na hisia hiyo. Utaweza kujisikia kuwa na hasira na wakati mwingine jinsi ya kuelekeza ki,le unajihisi kuwa na hali ya kushushika wakati mwingine. Ni vyiema kuwa na hizo hisia. Jaribu kutulia na kuweza kuweka hiyo hisia kwenye maneno kabla haujaweka hisia kwenye matendo. wakati mwingine madakika zingine chache zakuwaza zinaweza kukusaidia kufanya maamuzi vyiema nakutoa matokea mema.

Wakati Dr.Yardley alimhuliza Diana na jinsi alitaka hali hiyo hiendelea, alijibu, mradii huu wa thorosynthesis ingelipangwa. baada ya kungojea, Daktarir pamoja na nessi ilikuwa ni saa 12 na nusu alasiri. ikiwa tungelifanya na kupanga mpangilio kwa Hospitali St.Thomas Na saa saba hali ingelikuwa kwa haraka. Chemotherapy na matibabu ya klwanza kwa Dianna ingelikuwa imepangiliwa kwa ajili ya kwa juma linalo fuata.

Baada ya kukimbia mjini, tulifika kwa mtakatifu Thomas kwa dakika tu kumi.

Alitembea nyuma ya ukumbi, magoti yake Dianna yalianza kusumbuka naye akiwa analia. matokeo yaliyotokea yalikuwa magumu kiasi ambacho asinge liweza kustahimili nikiweka mkono wake kwenye bega lake na kumsaidia kuweza kutembea, nilimhakikishia kuwa kila kitu kitakuwa sawa. alipokea nguvu tena na nikamshika mkono na tukaanza kuenda kuelekea jambo hili la huzuni mwingi kwa pamoja.

kungojea kwingine na pia mkuangalia kwenye meza, na pia kungojea tena jambo hili nlingelirudiwa miaka mingi iliyo ya usoni kwa miaka ijayo nalingojea wakati ambapo DIANNA ALIPOPITISHIWA kwenye mlango mwingine ambao hatukuweza kujua maelekezinmhayo hata kwetu wenyewe nakurejea kwenye hospitalini nilikuwa tu ninawazia kuhusiana na machungu na kile anachopitia alikuwa anapitia. niliketi kitako tu nikiparuza kwenye gazeti iliyopitwa na wakatina sehemu ya moyo wangu nikizikiza televisheni nikizikiza televisheni, kwenye maeneo ya mangojeo watu walikuja na kuondoka

Nilipofanya mkeuko wa kushoto nalimpata DIANNA AKIWA KWENYE matibabu akiwa amelala kitandani upande wake wa kushoto. Nalijaribu kuhesabu mtazamo wakekuona jinsi alivyo kuwa akiendelea. alikuwa kwenye uchungu mwingi mno alibidii aweze tu kusalia pale kwenye malazi kwa masaa kadha kujua kuwa vidonda vilivyo kuwepo vimekauka na kujivunga kikamilifu.

Tulikuwa tayari kuelekea nyumbani kwa njia ya gari. nalifuta kari karibu na mlango wa hospitali, kisha wakamleta Diana akiwa kwenye gari la magurudumu Alikuwa amechoka na kutamani kushiriki matukio aliyo yapitia namiAliitaji kuongea name nilitaka hivyo pia. Nalisafiri kiwango cha umbali wa maili thelathini alipokuwa naye kwa hatua alikuwa akipitia hali hiyo.

Hisia yangu ilinihishia nilitamani na kufikiri jinzi ningelichukua mahala pake na kupata mates ohayo badala yake na niweze kupata hali hile ikitendeka kwangu badala yake. Hali halisi ilinijia mawazoni wakati alinisimulia kuhusu yale aliyo kuwa akipitia na kusikia machungu ya shindano iliyokuwa ikipita kwenye mwili wake kwa ajili ya matibabu, misuli, mgongo, kiuno, kifua, na pia mwisho wa mabavu yake upande wa nyuma. Nalijihisi kuwa macho yangu yalikuwa yamejaa machozi nikiwazia jinsi ilivyo na uchungu mwingi pasipo kupata dawa ya kutuliza maumivu.

Baada ya juma, machungu yalipungua. Kwa

akika DIANNA alikuwa ameansa kupata nafu.
Saratani ilikuwa ni kama mwinuko kwenye Barabara
na kisha tuendelee na safari na maisha yarejelee hali
yake. Tulirejelea chumba lile ndogo la kupimia na
tukangoja Dr.Yardley.

Jinsi alivyoonekana wakati aliingia kwenye jumba
ilionyesha kuwa kuna jambo lisilosawa lilikuwa
linatuongoja. Baada ya hhayo alianza kutuelezea
kuwa baada ya majuma kumi na nane ya hali yake ya
kijemotheraphyailikuwa ianze siku hiyo, alivuta
pumzi, kisha, akiwa na wingi wa masikitiko moyoni
kwa sauti yake akasema " Nina sikitika kuweza
kukuelezea jkambo hili, lakini tulipata virusi vya
saratani kwenye mafuta yale kulingana na kile
walicho kitoa kwenye mabavu yako ya kulia. ili lina
maana kwamba saratani haijakuwa tu mahali pamoja
hilla kwamba imezamba sana. Kukawa na shaka juu
yangu tamanio langu lilitaka sana nifahamu kuwa
kuna kitu kime tokea kisicho cha kawaida lakini
sikufahamu upana wa maneno aliyo yasema.

Tulipomhuliza jambo hili maana yake nini
alisema kuwa, virusi vya saratani vingeliweza
kuonekana mahali popote kwenye mwili wake
Dianna na mahali popote. Alizidi kuelezea kuwa
Dianna hataweza kuwa huru kutokana na
saratani.Hakuweza kupeana tumaini kuwa ugonjwa

mwingine ungelimpata kando na Saratani na kuwa ingelikuwa kila mara KWENYE KIPIMO.

Hatukuweza kufahamu kikamilifu maana ya jambo hilo ilikuwa inamaana gani kwa wakati huo. Ninakumbuka nikiongea njiani kwelekea nyumbani kuhusiana na matibabu kuhusia NA NA Dr Yardley alikuwa amesema. Niliwazia kuwa kwakuwa virusi vya saratani vimekwisha toka inje na kutoka inje ya Titikuwazia kwangu kuliniambia kuwa dawa na chemotherapia ingelifikia pia ndani ya mwili. pengine matibabu haya yangelifganya kazi na ugonjwa wa saratani cansa ungelishambuliwa na kuisha.

Chemotherapya

Ingawaje nilijihisi kuwa siwezi, nalijihisi kuwa nimepata utulifu. ilikuwa kana kwamba nimepata utulifu kihisia. Tulikuwa tumeongoja sana, Lakini sasa kitu kilikua kinangojewa ilikitendeke.

Atahivyo tulikuwa na jambo la kupigana na Marathi inaposhambulia mwili wake. Baada ya miaka yakuwatembelea watu Hospitali nikiwa mchungaji, nilifahamu kuwa sehemu moja iliadhiriwa na themotherapya kwa kweli iliweza kuhuwa magojwa hayo kwa haraka ila tu kuangamiza

pia saratani kwa muda na chembe zake Nalifahamu
kuwa kwa siku zijazo Dianna hatasalia vile alivyo
kuwa.

Naliwaza mawazoni mwangu jinsi mambo
yangalibadilika. Je? jambo hili lingeliharibu hali
yake ya asili? Nilijua kwamba itamhathiri kiafia
.nalimpenda kuhusiana na jinsi alivyo kuwa sio tu
juinsi alivyo kuwa akionekana, kisha nilifahamu jinsi
nigeligabili hali yake.niliwaza kiasi kuhusiana na hali
yake kibinafsi na pia mabadiliko ya kiafya. Je
inawezekana ashindwe kiasi hata anitegemee kwa
hali zote? Je ataendelea kuwa ndiye aina aina ya
,dada niliye kwisha mpenda hapio mwanzo nilipo
mwuoa? Je uhusiano wetu kweli utabadilika kama
matokeo ya saratani hii pamoja na cheramotherapya?
ilipidi nitafuta jawabu kuhusiana na maswali hayo na
miaka inayofuatia kuhusiana na maradhi haya.

Mdaa ulipita polepole. Niliketi kwa utulifu sana
karibu na mkee wangu alipokuwa akitaka kulala.
matibabu haya ya kwanza yalikuwa ni hatua ambayo
ingelirudiwa kila mara baada ya majuma matatu
kwenye majira ya ubaridi.

Tulikuja nyumbani ,nakuweza kujianda kwa
chakula cha jioni. Diana alionekana akifanya vyiema
,kisha tulipo keti chini ilitule alipatwa na choto

nakutaka kwenda haja na kwa njia hiyo tuliweza
kumpeleka kwenye choo. Nitafanya nini ndiposa
niweze kumsaidia? nikachukua vazi nikaweka
kwenye maji yaliyo pashwa moto, nikasafisha huso
wake na kumpeleka kwenye jumba cha kulala
.madhara ya chemotherapya ilikuwa imeansa.

Ikiwa wewe ni mtunzi, sio muhimu sana kile
unacho fanya ila kile unacho fanya kwa kuwa karibu
sana NAYE. wapendwa wako pia wanapenda ua
marafiki wanaitaji kujua kwamba kuna mtu aliye
karibu sana nao na pia anaweza kusaidia ikiwa
kunahitaji.

Mathara ya kuona inaweza kutokea kwa njia
nyingi tofauti. baada ya majuma mawili kuhusiana na
majuma mawili ya matibabu ya kwanza, wakati
Diana alikuwa anaudumiwa kwa ajili ya vidondo
kwa ajili ya siku kwa ghafla aliitajina langu
.niliposikia hofu na mashaka yaliyomuwemo kwenye
sauti yake.

Tulifahamu kuwa sehemu hii ingelikuwa, lakini
ilipofika ilikuwa na mshutuko. mimi kama mtunzi,
na matukio ya gafla kama hayo yanaweza kutokea.
jinsi unaweza kufanya kwa mwakati huo inaweza
kuleta madhara sana ya kudumu. niliwaza sana na pia
jinsi nina weza kutenda kabla ya wakati ikiwa jambo

hili linaweza kutendeka.nilikuwa nimekwisha kukariri kwa maneno yangu kuwa. Ninafuraha kuwa nilikuwa nimejianda kwa jambo hili mapema kuhusiana na uwezekano huu.

Nalimkumbusha kuwa ninampenda ni vizuri alieakiwa kifuani mwangu. nalimwambia kwamba tutashugulikia jambo hilo usiku huo. Nalimhita Dada yake Dorene na bindi wangu Missy nakisha nikawaelezea yaliyotukia. Missy alitokea akaja usiku huo na kisha kumnyoa kichhwas chake Diana, akiweka nywele mwingine wa asili uliokuwa umetengwa tangia mapema.

Kujagua unyele na vilemba vya kuvalia, nk, kabla ya wakati kwakweli ilifanya kuonekana kwake kuonekana ajambo kiasi. ikiwa unaweza kujianda kwa AJILI ya mambo ambayo Daktari amekwisha kusema na kuhusiana na hali ambayo wengi wanaweza kuwa na matukio kama hayo ambayo wqatu wwengine walio pitia matukio kama hayo wakishiriki nawe, inawezakusaidia hali iwe yakuwezekana au kuwa mwepesi.

Kama vile matibabu yalivyo kuwa yakiendelea, nalijaribu sana kulinda ufaragha wake Diana. Ingawje kuonekana kwake kulikuwa kumebadilika napia amepoteza nyele zake ,haikuwa ya umaana

46

sana kwangu.alikuwa na na hofu jinsi nitakavyio
fanya ikiwa nitamwona yeye kwakweli akiwa
kikamilifu upara. Sikuingia kwenye jumba cha kulala
pasipo kubisha na kungojea witikio kutoka kwake.

Mtindo huu wa waume walio kinyume pamoja
na wake zao wakiendelea kutoka katikati ya nyakati
hadi juma la uhuru na kujitegemea. siku ambalo
jambolisiliwezekana na la wazi kutukia. wakati wa
kufanywa hali kuwa upya tena na kutembelea
maeneo ya Gatlinburg pamoja na baadhi ya watu wa
Diana, Dorene, na wasichana upande wa familia na
wasichana walikuwa wameenda dukani. kwa
mshangao wangu, niliporejea kupitia na kuingia
kwenye chumba cha nyuma cha kulala ili niweze
kumaliza.kuondoa nakala zingine za maandiko.
Maandalizi ya mahubiri, Diana alikuwa akibadilisha
mavazi. Hakuwa na nywele zake zilizo bandia.

Nilidhani kuwa nilikuwa nimejianda kwa jambo
hilo. nalikuwa nimeliwazia na kulizungumzia
kibinafsi mara mbili au tatu. singeliweza kujisaidia
nilikaa kama mtu mfuu kwenye mafazi yangu.
Nikajiwazia kwamba sinivizuri niwaambia tafdhali
kisha niondoke inje ya njumba? je ninaweza kusema
jambo linguine lililo kinyume? ninapaswa nifanye
nini?

Alikuwa kabisa upara nayo ilikuwa ni mara
yangu ya kwanza kumhona akiwa hivyo siku zote
nitakumbuka jinsi alivyo kuwa akionekana kwenye
uso wake. kutazama kwake kulikuwa kukiniambia
kwamba hakika yeye sio mrembo na pia kutojiamini
tena na kileninge sema kwa dakika hiyo ingelikuwa
ya tukio inayodumu na kuhadhiri uhusiano. Macho
yake yakiwa yameshikamana na yangu. nilikutana na
hitaji lake na nikajilasimisha nisitazame kichwa
chake. Kwa haraka nalimkumbatia na kumhelezea
jinsi nilivyo mpenda pasipo kutazama upara
aliokuwa nao jambo hilo halikuleta utofauti wowote
kwangu mimi. na kwamba siku zote nilikuwa
waminifu kwake, naye alijua kuwa kile nilichosema
na kutenda nina maanisha.

Sikujifunza jambo kuwa na ujuzi kuhusiana na
hali ilivyo kuwa. kuwana umakini ni ya muhimu sana
kuhusiana na kila uhusiano. kueshimu ubinafsi wa
mtu ni ya muhimu mno kama mtunzi, sii muhimu
sana kupuhusa au kukimbiza jambo. kuruhusu
mwenzako kupata heshima yake ni jambo kuu sana.
wacha heshima itawale wacha tushiriki mambo
wakat wanapo chagua.

Ninafuraha kuwa naliweza kufaulu hali yake.
ingawaje tulikumbana na hali hisio ya kawaida
niliacha chumba nikiwa na jihisi hivyo, kwa miezi

48

michache iliyo pita nalikuwa nimejaribu niwezavyo kufanya jambo lilo sawa. jambo hilo linaweza likachukua mtazamo ulio tofauti sana inategemea hali jinsi ilivyio. ijnapaswa pia kufanywa kwenye njia iletayo heshima, huruma, naheshima kwa mtu Unaye mtunza. ikiwa jukumu lako kama mtunzi linapokoma nakisha utazame nyuma unaweza ukasema, kila mara nimefanya lililo sawa. jinsi ulivyo wajali wapenzi katika jami au marafiki

Wakati matibabu ya chemotherapy yalipokuwa yamekaribia kuisha. ufimbe ulikuwa umekamilika kikamilifu. ilionekana kuwa haijashika kifua, na upasuaji ungelifanywa.

Hii ilikuwa ni siku kuu kwetu sisi. jambo hili lilifungua mlango mwinfgine wa matibabu kama vile Dr. Yardley alivyo sema. Hakuna mtu anaweza kuashiria kuhusiana na ripoti nililolipata, Diana ,jamii yetu, watoto wetu, kanisa, na marafiki. na watu wengi sana katika taifa letu waliokuwa wameombea jambo hili tulitambua kuwa Mungu kwa hakika anajibu maombi yetu.

Matukio hayakuwa tu jinsi rahisi hivyo inayo faa hadi mwisho wa matokeo. Tulikuwa nafuraha tele kusonga kwenye hatua ya pili ya matibabu

UPASUAJI

Kujenga tumaini kwa dakitari mmoja ni ya muhimu sana. Tulikuwatumeelekezwa kwenye utunzi wa Dr Dunbar. Hata pia yeye alifurahia kusikia ripoti hiyo la matibabu hatua ya kwanza kutoka kwea Dr. Yardley. Tulipokea simu kutoka kwenye hofisi yake akitujulisha habari ya mdaa tunayo paswa kufika huko na maeneo upasuaji utafanywa. Kumbuka nilikuwa ninajihisi vizuri sana kuhusiana na matibabu ya magonjwa kuhusiana na Diana. Tuliona kwakweli hali inaendelea vyema sasa.

Diana pamoja nami tulijihisi kutiwa moyo na kuinuliwa sana Na mwanzo huo wa pole ulikuwa umekwisha peana nafasi kwa alili ya matibabu. kama tungeliweza kuondoa uvimbe kwenye mwili wake, mambo yalikuwa yawe mema kwake tulikuwea tumekwisha kuishambulia na kuiondoa mahali pake na kuiangamiza. Tulikuwa wote tayari

Kuhusiana na siku iliyo amriwa, tulichunguza kwenye Hospitali ya kibaptisti, tukaomba pamoja, nakisha akapelekwa kwa jumba cha upasuaji. Ukurasa mwingine maishani wakujaribu kuokoa maisha yake ulikuwa umeanza kujaribu kuokoa maisha yake ilikuwa inaanza tena.

Watoto, Doreen na mimi pamoja na wengi wao wqalio marafiki walitusaidia nakuandamana nasi Hadi kwenye maeneo pa mangojeo kuhusiana na upasuaji,mahali ambapo nitaweza kuwa nikipatembelea kila mara siku zijazo za miaka. Mdaa ulitimia kwa haraka sana; Upasuaji ulichukua mdaa mfupi sana kuliko vile tulivyo kusudia.

Dr Dunbar alipeana ripoti hiyo yeye mwenyewe. Ujumbe ulikuwa mwema.uvimbe ulikuwa hauja zambaa sana kwenye kufua, na kwa njia hiyo waliweza kutoa uvimbe wote. Diana ilibidii abakie hospitali majuma kadha.

Hali ya kupumzika ilikuwa ya ajabu. uvimbe ulikuwa umeenda. kitu kilichosababisha matatizo kilikuwa kimekwisha ondoka. walipaswa kuipata yote. Haikuwa imeshikamana na kuifua. Nikawaza kuwa nadhani riporti hiyo haingekuwa na ubora wowote Nalimshukuru Mungu kwa kujibu maswali yetu ya maombi. Hiyo ilikuwa ni moja wapo ya masiku ambapo zilikuwa za kupendeza tulizo kumbana nazo wakati wa majira ya ugonjwa wa Diana.

Jamii pamoja name tuliweza kuingia kwenye jumba.Nalilala usiku kucha mahali alipo kuwa, nikijijulisha mimi mwenyewe kwenye kielezo kiliopo kkitandani. mara nyingi kiti hicho kilifanyika changu chakuketia kila mara Nikiwa pale.

Ila pengine uwe umewahi kukumbana na ali ya kulala kwenye hospitalini kwenye kitanda cha mpendwa wako hau rafiki, nivigumumkuelewa JINZI ILIVYO HADI. uzingizi u naweza ukawa mdogo sana kiasi kwamba waudumu wa HAOSPITALI WAKIENDELEA NAUDUMA WAO. Mgonjwa anaweza kuwa mdhaifu kuhusiana, na hitaji la huyo mwenye maradhina pia jinsi anaweza kutunzwa huyo. Usiku huwa mrefu sana na unaweza kusababisha uchovu. Nimuhimu sana wengine kutusaidia kuhusiana nah ala ya kulala hospitali usiku ikiwa uduma ya Hospitali imezidishwa.

Kwa msaada wa kitalima ya matibabu,Diana aliweza kuamuika na kuwa salama siku iliyofuatia. Baada ya masiku kadha,walimruhusu aweze kushawa. Alikata msaada wa nessi na kisha akaniuliza niweze kumsaidia. Alipokuwa akivua mava ZI YAKE Huso wake ulikuwa unaonyesha aibu aliyokuwa amepitia Kwasababu ya ubpasuaji. aliopoteza ule usuri wake kama mwana mke kwa kwa sababu ya upasuaji. Je kweli unawza kunitazam MIMI ?mimi ni kitu bure na maneno yake yalidhiirisha matukio ya upasuaji ikawa wazi kwetu.

kwa kushangazwa sana, ya kwamba hapaswi kutumia maneno hayo tena na nikamwambia kuwa hapaswi kutamka maneno hayo tena .

Ilikuwa nimuhimu kwanngu nisionyeshe kuwa nimeshutuka aum kwamba nina mashaka kwa ajili ya kupoteza hali ya Afya. Lakini jinzi nilivyo onekana ilinifanya niweze kumsaidia na kumpa ujasiri wa kujiona kuwa anafaa na kwanjia hiyo aliweza kuondoa mawazo ya kujidunisha na kuwaza kuhusiana na jinsi nalivyo kuwa mrembo na sasa urembo umepiotea. alianza kuhukubali mwili wake, naamini kuwa mwitikio wangu ulileta kwa hatraka wepesi na kubadili kile ambacho alikuwa amepitia. Nalipata kwamba kuitikia kwangu ni kwa MBA KULIMSAIDIA SANA KUACHA MAWAZO KUHUSIANA NA KILE AMEPITIA KWENYE matribabu.

Ikiwa mpensi wako,watu wengine wa kijami ,au marafiki wanavyio adhiriwa kiasili vipi wakati mambapo anapitia magonjwa au upasuaji, Tafadhali kumbuka kuwa anmaitaji kujiisi kwamba amekubalika na kuiwa na uhakika kwamba anafaa na anauhakikisho huo nakutaka kujihisi sana kuwa salama. nia yako inaweza kuleta mabadiliko hayo.

Radiation

Diana aliponywa kutokana na upasuaji pasipo
Marathi yoyote ile ama utatanishi, nakisha tukasonga
hadi sehemu ya pili ya mipango wa matibabu ---
mtetemeko wa mashine ya kupimia. Tulibarikiwa
kufika kwenye kiwango hichi. sehemu mbili zilizo
kuwa za umuhimu sana. mbili ziliisha na mbili
zingine zijazo ilikukamilika.

Sehemu hii ingelikuwa na uhadhiri kiasili kwa
ajili ya Diana. na pamoja na mpangilio wangu. Sisi
tungeliliendela na shuguli zetu kama kawaida kama
vile tulivyo kuwa kabla Diana haja kuwa mgonjwa.
Tulingojea sana kwa hamu ilikwamba siku ya kipimo
na kujoma hiyo saratani imefika.

Tulifika kwenye maeneo ya matibabu tukajukua
ile lift yakutu mpandishha juu sana ilikufika mahali
pa matibabu. Baada ya kuandika nakala tulizo paswa
kujaza tulingojea wakati wetu wakuitwa.

Matibabu ya kwanza ya Diana yalichukua mdaa
fupi wa dakika kumi. tulirejea mass mengine
thelathini na nne kwa majira ya majuma saba
ilikukamilisha matibabu iliyo amriwa na ocologia
.matibabu hayakuwqa na machungu. sehemu tu ya
kuhadhirika ni upande mwingine wa uthaifu uletwao

baada ya kula dawa.

Diana alikuwa akichoka sana kwa haraka tulipokuwa tuna karibia juma la mwisho la matibabu.

Many radiation Ikiwa utunzaji wako umruhusu mwingine anaye kutunza kuweza kufanya kazi nyingine au kukaa nyumbani, inauwezakano kumfikia na kumtunza asubui. kulingana na DAMADUNI NYINGI. matibabu yalikuwa yakianza mapema samoja ya hasubui na nusu kujukua mpangilio wa watu walio bukii na kisha saa mbili na nusu kazi kuanza mchana. ikiwa unaweza kuwa nyumbani pamoja na mpendwa wako au rafiki, na kubuki mapema nafasi inaweza kukusaidia kwa mambo mengine yakufanya Na vipimo vyingi ni kuanzia saa nne hadi na nusu. takribani juma moja.

Tulidhani baada ya kumaliza chemotherapya na pia hali ile ya kuchoma tulijua hali inaenda ikifika mwisho na kuwa sawa.

Nalijifunza masomo kadha zilizo za umuhimu sana kwa miezi hiyo nane. Nalijifunza ukuu uliomo kwenye upendo wa kweli ukipitilia hali ya kiasili. Naliona nia yake Diana ikibadilika kuhusiana na nyakati hizo zilizokuwa za matibabu yachemotherapy.

Wanawake ujali sana jinzi wanavyo onekana kwa umbo la USOO Nalimuona akikubali sehemu yake ya uke na kusonga mbele. kila siku alimsongelea bwana. Sikuwai msikia akilalama ama kuwa na malaumu kumhelekea Mungu. Aliendelea kuwa na uaminifu kuhusiana na maisha yake ya uombezi na kusoma neno. Nalimona akiudhuria kanisa, ilaa kwa masiku chache ambapo matibabu yalimlemea nakufika kiwango cha kuwa mdhaifu sana.

kanuni za utunzaji

- Unapaswa kujaribu na kubakia mwenye nguvu kwa ajili ya mwenzako na watoto pia.

- Jaribu na uweke kwenye matendo kanuni za Biblia ambazo umekwisha jifunza.

- Amini kuwa Mungu yupo.

- Amini kuwa Mungu kila mara anapatikana.

- Amini kuwa Mungu anajua unayoyapitia na anakupenda.

- Amini kuwa Mungu anaweza kuaminiwa na hata maisha yako nna pia maisha ya wale unaowatunza.

- Kumbuka kwamba Mungu ndiye kiongozi na mlinzi mwelekezi katika majira ya giza.

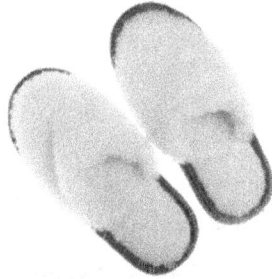

Wakati ulimwengu wamko unapogeuka kinyume chako

Mwisho, tulipokea kitu kizuri kutoka5

 kwa Daktari. tulisonga kutoka kwa miaka ya maradhi na magonjwa. matibabu machungu ilikuwa imekamilika, NA MAMBO YALIKUWA YANAGEUKA NAKUWA SAWA kama ilivyo kuwa. Mungu alikuwa ametubariki na mjukuu wa tatu katikati yamatibabu ya chemotherapy. Diana alielezea kana kwamba ni akibeba Claire Bear akiwa ni kipawa cha Mungu kwenye katikati ya wakati mgumu maishani.

Jamii yangu ilikuwa imefika kwa kuongezeka hadi tisa, na wakati wote walikuja pamoja kwa nyumba yetu, ikafanyika kuwa ni umati mkubwa mnoo. Tuliamini kuwa tuliitaji jumba kingine zaidi.kwa miaka michache iliyopita tulikuwa tume ashiria kuwa na nyumba nyingine iliyo na nafasi au nyumba nyingine kwenye VIDONGOJINI NASHVILLE.

Naliamua kuwa kujenga nyumba mpya inawezakuwa ni uharibivu Diana alitaka kuendelea na maisha yake alipenda sana wazo hilo nakutilia mkazo.

Tulitafuta kwenye nyumba nzuri lakini hatukuweza kupata nyumba yakutufaa sisi. Tuliweza kupata kibande ikiwa mbali na Diana maeneo yake ya kazi kukiwa na majumba machache. Tulichagua nyingi na tukaanza mipangilio kwa pamoja na kwa njia hiyo tukaanza kujenga nyumba. majira ya urembesho pamoja na majira ya kutazama mbele ilikuwa na uguzo mkuu sana kwa Diana. Tulimaliza nyumba, na kisha tukaweza kuamia pale. Ilikuwa ni majira yenye furaha kuu.

Mambo yalikuwa yakienda vyiema kanisani nalichunga kanisa la Nashville, Tennessee. Watoto na wachuku na mambo yalikuwa yanaanza kuwa mazuri. Mwaka wa pili ulikuwa ni chanzo kikuu. ingawaje tuliendelea kwenye matibabu kila mara, ripoti ilikuwa nzuri. Tulifurahia majira hayo. Ilionekana kwambahaliyetu iliyokuwa ngumu inaanza kuwa nyepeasi.

Atukuweza kuitambua kwa wakati ila jambo hili lingelikuwa ndilo lakuweka mawazo huru kuhusiana na magonjwa. nikana kwamba Mungu aliweka majira ya mapumziko maishani mwetu ilikutusaidia kiasili na pia kiafya.

Haijalishi majira magumu yalikuwa jinsi gani mtu anavyo pitia. masomo ya ajabu yanaweza kupatikana kutoka kwa Mungu kulingana na hayo majira ya ugumu.

kanuni za Utunzaji

- Mungu wakati mwingine uweka kikomo kati ya nyakati zilizo ngumu ilikukusaidia kupata majira ya kupumzika, na kupata nguvu tena, na kurejesha tumaini kwa ajioli ya siku za uso ni.

- JIFUNZE KUFURAHIA MAISHA NA NA UNAPASWA KUWEKA MDA KWA KIPIMO.

- Kumbuka kuwa haUTAWEZA kuishi kulingana na mambo ya kale, na siku za usoni hazitaweza. kudumu.

- Amini maandiko,inayotukumbusha kuwa tusiwe na mashaka kuhusiana na kesho itajishugulikia.

- Furahia majira uliyo nayo wakati ulipona yule mpendwa au Rafiki.

- Sherekea habari njema na huipe sifa kwa ajili ya Bwana kwa ajili ya wema wake.

- Chukua mdaa kutafakari juu ya Baraka na uone kile bwana ametenda kwa ajili yako na pia jamii yako.

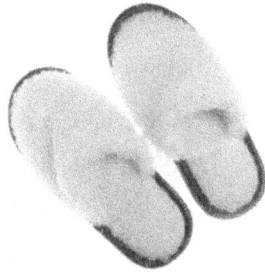

Jambo hili halitaendelea kufanyika mara tena

Ilikuwa vigumu kuamini kuwa miaka miwili imepita tangia tulipo sikia habari ya saratani. mwaka uliofuata ulikuwa mzuri sana ,ingawaje nilikuwa nime tambua kuwa Diana ALIKUWA anachoka kwa haraka sana hasa mwisho wa mwaka alikuwa akiwa kwenye kigurudumu cha magari na pia kwenye dawa ya kuzuia maumivu. Hali ilimuacha akiwa ni mnyonge sana, alienda kwa haraka kulala kila mara anaporejeha kutoka kazini. Alitaka kuendelea kufanya kazini nalikubali kwa kuwa ilimpea hali ya kusudi la kuitazamia kila mara.

Ninaweza kusema kuwa hakuwa anaendelea
vyiema. Sikutaka anze kunielezea kuwa kwamba
alikuwa anaanza kudidimia. majira wakati mwingine
huwa ya kutisha na kutatanisha juu yetu.

Katika majira ya giza usiku, nalisikia mguzo
mkali kwenye mguu wangu wakulia. nilipokuwa
nuikingangana kufungua macho yangu, nalifahamu
kuwa kuna kitu kilichokuwa sio sawa.

Niliketi kitandani na nikatambua kuwa Diana
alikuwa hawezi, akipumua kwafujoo. Miguu nyake
ilikuwa inatetema kama hali ya kupiga matege
kichwa chake kilkuwa kimerudi nyuma, na alikuwa
kabisa hawezi. hakuweza kunielezea ninini hiyo iliyo
mtukia. Hangeweza kuinua mkono wake. Sikuweza
kufahamu nifanye nini.sikuwa nimewai kuona
mtazamo kama huo nilio uona wakati mwingine
kwenye huso wake.

Mwoyowangu uliyeyuka na kuzimia.nami
niliogopa sana. nilidhania kuwa alikuwa anakufa, na
sikuweza kujua kile nilipaswa kufanya nalijua kuwa
ikiwa nitangojea gari la AMBULANCY angelikufa

64

kabla afike Hospitalini.

Kwqa haraka naliva mavazi, nikamfunga Diana
kwa kitu na kumpepa kwelekea karini. alikuwa bado
hajajifahamu. Nilimkimbiza kwenye Hospitali
iliyokuwepo karibu nah ii wazi maili chache kutoka
mahali tulipo nyumbani.

Tulipo fika kwenye maeneo ya uduma ya
kwanza ya dharura, naliingia ndani nakuwaelezea
nilidhani kuwa mkee wangu alikuwa anakufa.
kikundi chote cha madaktari walikimbia kwenye gari
pamoja na waudumu wa hospitali yani nassi pamoja
naye. machache tulio jua nikwamba jambo hili
litasababisha muda tena wakuenda hospitalini tena
kwanye jumba cha dharura.

Madaktari wa jumba cha dharura wakampima
Diana na wakakundua nkwamba alikuwa anapitia
hali ya makoozi mengi na maumivu kwenye kifua.
aliuliza apewe shindano.aliuliza Daktari wake na
jinsi hali huwa kihistoria, nakisha nikampa mdaa
.ALITAKA KUMHITA anayeusika na kifua
neurologistia aweze kusaidia na kuelezea chanzo cha
maradhi hayo. Nalikubali,nalijua nkuwa Hospitali
tulio kuwa ndani yake haikuwa ndio iliyo ya bima
yetu ya matibabu. siku zilizo pitya zilikuwa za ajabu.
Kugoroma kukazidi kuendelea. Madaktari walikuwa

wameogoba kuwa inawezekana saratani imeingia
hadi kwenye UBONGO WA Diana.

Nalikumbuka kuwa katika majira ya na pia siku
ya pili hesabu ya pesa ikanijia kwenye jumba chetu
yani malipo. Sikuamini kuwa angeliongea jambo hilo
mbele ya mgonjwa. Alinijulisha kuwa anijulishe
mbele ya Diana maana bima haingeweza kufganya
kazi kwa hivyo ilibidii mimi nijukumike.

Sikuweza kuamini kuhusiana na vile nilikuwa
bninasikia hata mbaya sana, Diana alikuwa pia
anasikia maneno hayo. alianza kulia, name nika
kasirika. Nikamhuliza dada haingie kwenye jumba.
Nalimuambia kuwa sikuweza kufahamu hata ninini
ilisababisha jambo hili. Ilibidii tumhifandhi mahali
hapo hadi tulipopata matibabu kamili. I KIWA
JAMBO HILO LINA maana kwamba inapaswa mimi
nigarimie matibabu haya, basi na iwe hivyo. na
mwisho, nilipaswa kulipa $4,000 kutoka kwa mfuko
wangu kwa siku alizokuwa mahali pale Hospitalini.

Baada ya mitiani kadha, tuligundua kuwa hali ya
ubongowake Diana umeadhiriwa na chemotherapy
na kwakweli alikuwa akumbane na mapito mengi
kama hayo. walicharibu aina yoyote ile ya matibabu

na mwisho wakapata ile ambayo angalau ilisaidia .

kigoozi kikaendelea kwa miezi mingine tisa. na mwisho ikakomeshwa na kuweza kumtuliza kupitia dawa matibabu yalipaswa yachukuliwa na kwa wakati, au wakatu kikohozi hicho kingelikuja. Na pia nilikuwa nilikuwa na dawa zingine nilizokuwa nimepewa kwamba wakatio wowote huo nilipoona dalili ningelimpa.

Ningeliamka usiku wa manane nikimwangalia Diana na katika hali hiyo nikitakakujua jinzi kikohozi ingelikuja. ningeliamka kwa ajili pia ya kumsaidia kuhusiana na hali ya kujisaidia na pia joto nililokuwa nikisikia nalikuwa nime kaa kama miaka miwili kabla kulala kila maras usiku

Je? unadhani mtu anaweza kukabiliana na hali jinsi gani wakati tumaini limesha mtoka? katika majuirahayo wakati ampapo kuna ukimya na ninajiisi kuwa niko pekee yangu, nalijikumbusha mimi mwenyewe kila mara kuwa Mungu alikuwa pale. Nalitambua kuwa iyo ndiyo ilikuwa mhunganiko wa kuweza kutuliza hali na kuweka mambo salama na Diana Hakika ameanza kuaribika kichwa. kwa kweli niliitaji msaada ni yeye pekee angeweza kunisaidia na kwakweli alinisaidia. kila mara.

Maranyingi nikiwa na machonzi mengi kwenye macho yangu ningeli mlilia kwa upole. Ningelihisi uguzo wa Roho yake ya mapensi nanikajiisi kuwa yote inawezekana. Nilimtazama mungu ilianisaidie na nikapata wazo hili kuwa mabo yote yatakuwa salama. nilijikuta kwamba ilinisaidia sana kuweza kuinua mikino yangu juu mbinguni kichwa change kikiwa kimeinamiswa na nikiguza uwepo wakena kuhisi na uwepo nwake ungelisaidia giza kutoweka. Jua lingeliansa kuchomosha kwenye Dirisha, nakutuwezesha kufikia usiku mwingine. kwakeli Mungu ni mwema na kila ahadi yake ni kweli na amina na ni mpya kamatu ilivyokuwa hapo kale kwa kizazi kilichopita.

kanuni za mtunzaji

- Jikumbushe kuwa Mungu ni kweli yupo hapo.

- Mungu atakusaidia katikati ya majira ya giza ya usiku hakuna mwingine yeyote awezaye.

- Yeye anafahamu mahitaji yako na hata kuweza kukuguza na kwa maneno mazuri. Mlilie yeye na ikiwezekana toa machozi.

- Uhakikisho mkuu unaweza tu kushuka wakati unapoinua mkono wako kuelekea mbinguni na kumhuliza Mungu na akushike mkono wa kuhume.

- Yeye atakupa amani spesheli itokayo tu kwake
  katikati ya maisha kuna wingi wa mawimbi na
  dhoruba

- Mtazamie yeye. Mtafute yeye.

- Usiku utapita.Hasubui yajaa.utafaulu.

- Maana Bwana ni mwema ;rehema zake ni za
  milele na ukweli wake wadumu hata vizazi
  vyote(zaburi 100:5)nkjv.

70

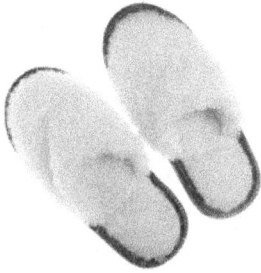

Kujitunza
wewe mwenyewe

Mojawapo ya jambo ambalo tunapaswa kuwazia ni
wakati unapomtunza mpendwa ambaye unampenda
sana ni muhimu sana.mwingine ufanyika mwenye
mtazamo mkuu sana. mtu anaweza kujitolea kwa mtu
mwingine kiasi kwamba anmaweza kwa urahisi
kujisahau la muhimu nikuchitunza nafsi na mwili.
mateso ya kutunza yanaweza hatakumlemea Yule
ambaye anatunza kimawazo kiakili na pia katika
Afya. kukabiliana na hali ya kimawazo ni lazima
ikiwa unataka usawa na kujitunza kikamilifu.

kutafuta upenyezi wa kuepa kutoka kwa
magonjwa ni muhimu ikiwa mtu anataka kupata hali
ya usawa nakupakia mwenye afya nikuondoka
kiwango Fulani cha mdaa. Ninakumbuka siku
ambayo ndugu wangu aliniambia kuwa ikiwa
nitaweza kupeleka gari lake la Honda scooter kwenye

musururo nayo. imekuwa ni miaka tangia
nilipoendesha gari la aina hiyo kama pikipiki .

Niliogopa kiasi nilipo keti juu yake.Nilinunua
pikipiki miaka yangu ya ishirini, lakini sasa niko
karibu kufikia miaka hamsini. kwa kweli sikutaka
kujiaibisha na kusema jambo la kumshangaza
mwenye pikipiki. Nalichukua hatu na nikafuta
pumzii nakisha nikajaribu.

Uoga nilio kuwa nao ukaniacha kwa haraka
sana,na kwakweli nalifurahia. Nikaitaja kwa Diana
na kwa njia iyo pia yeye akahisi mvuto wa kufurahia
ambapo haijawai kuwepo pale kwa muda miezi
kadha.

Kwa muda mrefu, Diana ALINIIMIZA
NIWEZE KUNUNUA ILIO NZE. kisha nikanunua
inayoitwa Harley Davidson sportster. nikamalizia
Na mwaka wa 2003 nikapata MPYA TUKIELEKEA
KUFIKIA mwaka wa 2004. Nilikuwa nimepata hali
ya kujiuisha nacho. nalianza mtindo na mpangilio
ambayo imeendelea hadi sasa. Ningeweza kuondoka
kwa dakika theladhini nikiwa kwenye pikipiki.hadi
lisaa limoja.

wakati mwingine ningeliendesha pikipik   hadi
kwa semeji wangu wakike kule Cookevile

TENNEZEE. Diana alikuwa akaye na dada yake Dorene. wakati ambapo ninatumia masaa kwenye nyika na milima pamoja na samIlinibidii niwe mbali kidogo kuhusiana na majukumu niliyokuwa nayo na kisha nirejee nikiwa upya, na nikiwa tayari kumtunza Diana.

Baada ya kifo chake cha Diana na huzuni ya watoto wangu, nalinunua Pikipiki ilio nene na kuchukua mdaa nayo masaa mengi. Naliweza kunena na Bwana, fikiria kuhusu maisha na na kushugulikia hali yangu ya huzuni.

Sisemi kwamba kila mtu akimbie na kuweza kuinunua pikipiki nyingine. Nitasisitiza kuwa kila mmoja anaweza kutafuta jambo lakumwezesha kupata furaha inayoweza kumsaidia kupata kati ya mtunzi na jugumu lake.

kuangalia hali ya kiafya ni ya muhimu sana .mazoezi ya kila mara na kula vizuri na kumfanya mtu katika ubora wake. misukumo ya kutunza inaweza kujosha au kushusha chakula kibaya kinaweza kuharibu afya na kwa njia yako na wakati magonjwa yanaendelea mudaa mwingi umeendelea sana na hata kukaa chini nyumbani na wapendwa .

paundi za kuongezeka. viwango vya nguvu

zinaongezeka katika kiwango cha kushuka mpigo
wa damu unaweza kuinuka. ikiwa mtu sio
mwangalifu, atadhuru afya yake mwenyewe na
kuweza kuwa mzigo badala ya kuwa msaada .Ni
muhimu sana kufikiria kuhusu kila anakula. kuingia
katika kiwango cha kuoga na kipimo chako na pia ni
ukumbusho kuhusiana na vile mtu anaendelea
kuhusiana na afya yake.

kuhusiana na mazoezi? wakati unaanda chakula
,kupanguza nyumba, kusafisha mavazi, na na
kutembelea mahospitali na Afisi zao na mahabara ya
matibabu? mazoezi ni ya muhimu sana.

Mshirika katika shirika la YMCA au a club ya
Afya na pia kila mmoja kuanda wakati wa mazoezi.
kutengeza uegezaji inatosha kwa kumchochea kila
mmoja kufanya na kuweza kubataudhamana wa
kifedha. kutoka kila mara mara tatu kwa juma au kwa
saa inaweza kufanya maajabu.

kuogelea ni mazoezi makuu. ni raisi sana
kwenye viungo, inageuza figo, inasaidia pia
kupunguza uzito. MTU Anaweza akashanga jinsi
Afya yake ilivyo kwa sababu ya mazoezi ya kila
mara.

Sisemi kuwa mtu anaweza kujiunga na

kikundi cha mazoezi na kuanza kuogelea. Hali nyingine ya mazoezi ni ya kuadhiri na maduka mengi pamoja wanafuraha na sehemu kuu ni kuna maduka ya kuwezesha kutumia ukumbi wake hasa wakati wa hasubui. ikiwa ikiwa mtu atajaribu kutoka inje, atapata siku ambazo hasifai kwa ajili ya kufanya kazi. Mfua, mvuke wa barafu, na pia majira ya joto inaweza kuwa ya kizuizi kwa hali ya kutumika kule inje. Kujiunga na YMCA NA pia kikundi cha Afya kinaweza kutoa nafasi kwa ajili ya mazoezi mengine inayo fanana.

Tafuta kitu cha kufanya ambacho kinaweza kukutatanisha kutoka kwa kile unacho fanya kule nyumbani. hautapaswa kuwatupa wapendwa wako. itakuwa vizuri kwao ikiwa watyakuwa angalau mbali kutoka kwao kwa mdaa hawawezi jambo hilo litawasaidia kimawazo.

Mara nyingi wao wanajihisi kuwa kwamba wana miliki mudaa wako mwingi. wanajihisi kuwa kama mzigo. Wanajiisi kuwa wana kuzuia kufanya vitu ambavyo unafurahia na ungelipenda kufanya. wanajihisi kuwa wana hatia. wanapokuona ukijitunza kihisia, inawafanya wajihisi kuwa bora kuhusiana na hali yote. Unapofanya jambo kwa sababu unaonekana kuwa unaifurahia, inawafanya wajihisi kuwa wenye furaha.

kanuni za utunzaji

- Fikiria kuhusiana na jambo moja linalokuja kwenye mawazo sasa hivi ambalo unaendelea kulifanya na haujaweza kulifanya na pia kuweza kuzingatia ikiwa kweli jambo hilo linaweza kukupotosha kutokana na kile unacho itaji.

- Chukua mdaa na utazame hali yako ya kula.

- Weka mpangilio bora kuhusiana na mdaa wako wa kufanya mazoezi kila mara.

- Tafuta jinzi unaweza kutuliza mawazo na msongo wa mawazo ili iwe sawa.

- Jaribu uweza vyio kuweka tabazamu kwenye uso wako na uweze kuona jinzi inavyo tiaforah na wale wanao kuzingira

- Utakuwa wakuhadhiri sana wakati wakutoa msaada kwa wapenzi wako ambao wanasumbuka kimawazo lakini wataskuwa wenye Afya na nguvu.

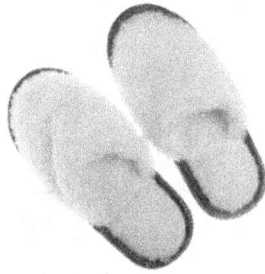

Saidia!
Ninamhitaji mtu!

Kupeana utunsi kwa mpendwa anayekufa ni masaa ishirini na manne, ni jukumu la juma nzima. Tamanio letunikufanyika kuwa watu wamuhimu na kukabili jambo hilo peke yangu.Inaonekana kuwa katika kiwango chakuwazuia wengine. Hata hivyo wana jamii na matatizo yao pia.

Kuwasababisha wengine wasaidie nijambo lisilo rahisi. *inawezekana kwa sehemu nyingine unaweza kukosa mahamuzi.nina kumbuka nikiwaza kuwa huyu ni mkee wangu na hakuna awezaye kunisaidia kumtunza jinsi niwezavyio mimi. Ilikuwa ni jukumu langu mimi,name nigelikabili.* Nina habari chungu kwako. mtu anaye jiamini na pia mkee wote ufanya vyiema sana kila mara, lakini pia walikuwa wanakumbana na matatizo ambayo hawangeweza kuyakabili wao pekee.

Utafanya vyiema kwa muda .Lakini wakati utawadia wakati utanza kulemewa polepole kimaisha na uwezo. Utajipata kuwa wewe kimawazo na pia kihisia umevutwa kabisa .Utapaswa kuitaji wengine waweze kuingilia kati na kuleta msaada.

Ninakushauri kuwa ni muhimu kukubaliana na msaada mapema ili kutunza hali yako na pia uwezo ulio nao.

Hawa ni kina nani,na wanaweza kusaidia jinsi gani? watu wa familia wanaweza kuwa wamsaada mkuu sana. inawezekana kunamtu mmoja ambaye angependa kusaidia, anauwezo na mdaa.

Tulikuwa na mtu kama huyo.Dadake Diana mdogo. Dorene alifanyika mwokozi kwangu mimi. Alimpenda dada yake na alikuwa tayari kufanya lolote angelihimizwa kufanya na pia kusaidia. Yeye hakusema tu kwamba ikiwa unaitaji jambo lolote utujulishe ila alisema, alienda hatua zaidi kwa kutafuta njia ya kusaidia.

Pengine unasoma kitabu hiki kufikia ufayhamu

ulio bora sana na mkuwasaidia wale ambao wanaanza hali ya kutunza kimsingi kwa wengine. kutoa mdaa wako ili usaidie ni jambo la muhimu sana. Wacha nikusaidie uende hatua moja saidi. Tafuta njia ya kipeke ya kusaidia.

Doreen na mume wake,wengine wanasafiri kwa mwendo mrefu sana kufika nyumbani kwetu ndiposa wasaidie kila mara. Doreen angelinikomboa kwa kulala usiku. Kwenye jumba cha Hospitalini akimsaidia Diana. Alijifunza kwangu jinz ya kutega unyefu kwenye kidonda, kubadili bandage, nakupeana utunzi unao itajika kitaluma kuhusiana na dawa. Alimsaidia Diana kuoga na pia kubadilisha mavaz. Angelikuja na kuwa na muda pamoja naye akimsaidia kuhusiana na hali ya kula chakula, kufua, kutembelea Dakitari, na na mambo mengine mengi ambayo siwezi kusema yote.

Kuna majira ambayo ningelienda kiasi cha umbali na kwa njia hiyo Dorene alikuwa akinisaidia wakati nimeondoka, tukijihisi kuwa tulimhitaji mtu wakutusaidia wakati huo. Kwakeli ninashindwa kutamka shukrani na kiwango niwezacho kumshukuru. sitaweza kusahau yote aliyo yatenda akiwa pamoja na sam waliyo yatenda katika majira haya yaliyokuwa magumu.

Inawezekana kuwe na Dorene kwenye familia yako. Wacha mtu huto hakusaidie. Unaitaji msaada huo sasa,au utaitaji siku za husoni.

Inawezekana wewe mwenyewe uwe ndiwe Dorene. Mungu anaweza kukuchochea uweze mkumsaidiamtu katika familia yako au rafiki ambaye anaitaji msaada. Unaweza kufanya mabadiliko makuu sana kwa maisha ya Yule rafiki unayeenda kumtendea jambo hasa kwa ajili yako. fanya hivy fanya zaidi ya tolea. Wajulisha familia kuhusiana na utunzaji wako. Kwamba unaenda kuwafanyia jambo la kipeke. usifije lakini unaweza kutaja jambo spesheli kwa ajili yao. unaweza kushangaa sana jinsi ilivyo ya Baraka sana na jinsi ilivyo ya msaada sana anapiotoa kwa mtunzi.

Sehemu nyingine ya mhuhimu sana ni hali ya kifedha. bima, lakini kuna zingine nyingi zinazo sababisha pesa ziwe ni hitaji kuu. Ninakumbuka wakati mmoja tulikumbana na hali kwamba peza zetu nza kuweka zime kwisha, na tulikuwa na $3000 iliyokuwa deni Hospitalini. Nilikuwa nimekwisha kupokea parua ya kutaka malipo ya Hospitali.

Niliomba kuhusiana na hitaji. Mungu alijua kungangana kwetu. amekuwa mwaminifu kwakututosheleza. Nilienda kwenye kijisanduku cha barua nanikapata habari kwa mhandiko kutoka kwa ndugu yangu Rick na Semeji yangu Ann. maandishi yalisema kuwa, Tulikuwa tunawaza sana kukuhusu natukawazia kuwa unaweza kutumia hii hundi ilikuwa inapesa za kutosha kukamilisha Deni la Hospitali na bia mahitaji yetu ilikuwa na maandishi kwenyue bahasha kuwa. Nilisimama kwenye mlango wa kuendeshea na kulia machozi.

Ndugu yangu alikuwa amefanya badii, na Mungu alikuwa amembariki kifendha. sababu moja ninaamini ni kwamba alikuwa pia mkarimu na pia kwa wakati kama huo Alitusaidia zaidi ya mara moja Hakutaka sifaa za aina yoyote au kutambulika. nitakuwa mwenye shukrani milele, sio tu kwa ajili ya msaada wa kifendha ila pia kupatikana kwake wakati wangu nwa ugumu.

Mwisho marafiki wanaweza kutaka kukusaidia kifedha lakini. itaonekana upotovu sana, Mungu alitembea sana kwa njia hisio ya kawaida usimzuie mtu kwa njia ya kupata Baraka ambazo Mungu anataka kumpa .wacha huyo mpendwa abarikiwe na Mungu kwa njia hiyo ya kutoa kwake na kukusaidia wewe. Hiyo inawezekana iwenjia mojawapo Mungu atatumia kukutosheleza na mahitaji yako.

Msaada unaweza kutokea maeneo ambayo

hukuwai wazia maishani –kanisa la Woodbine free
Will Baptist waliamua kwa siku kadha na kuanda na
kuleta chakula kwetu nyumbani. mara nyingi nilikula
mabaki na siku iliyofuata na kwa njia hiyo chakula
cha wakati mmoja kingelichukua marambili.
walienfdelea hadi nilipo waambia waache.

Furaha kuu tulio kuwa nayo ni kushiriki mdaa
mchache kutafakari na marafiki kanisani. wangelileta
chakula kila mara kukianda kiwe Dayari. wakati
mwingine ni mtu mmoja tu ndiye angeli kujaa
maranyingi jamii nzima. iliokuwa nifuraha kuu
kiwango kipi kwa nyumba yetu. na kuwa nawakati
mwafaka wa kushiriki na wao kuhusiana na
magonjwa pamoja nasi. walijihisi kuwa walikuwa
pamoja na sisi. walijihisi kuwa sehemu ya maisha
yetu,na na nina amini kuwa ilisaidia sana na kuomba
pamoja nasi. Na pia tulijifunza umuhimu wa kutoa na
upendo wa Mungu ulio mkuu kwa watoto wao wote.

Jambo hili lilifanya jambo lililo spesheli mno
kwetu sisi. Tulikumbushwa kuwa kulikuwa na
mamia ya watu mwalio tupenda na kutuwazia
kilama mema. JAMBO Hilo lilitusaidia tusiweze
kujihisi kuwa peke yetu hata katika majira magumu.

Kulikuwa ni siku za kipeke kwetu. Kwa upande
mwingine kanisa lilichukua mdaa kutupa hata sadaka

kwa ajili ya kutusaidia kulipia Deni la Hospitali, Pesa ziliongezeka kiwango cha maelfu ya madola na kuonyesha kuwa kweli walijitolea wao watu wema. wadada kanisani wangelipiga simu na kusema ikiwa wangelikuja na kusaidia kazi kadha.WALINIULIZA KAMA INAWEZEKANA nichukue pikipiki na kuenda matembezi kiasi ama chochote ningelifanya ndiposa niwe mbali kwa muda

Ninaweza kuimtaja dada mmoja spesheli. Nirma alikuwa ndiye dada kanisana aliyempenda mkee wangu. Alijua nilijukua mdaa mwingi nikimtunza Diana. Aliuliza ikiwa anaweza kuonge name. alisema kuwa ninahisi Mungu ananiita nimhudumia Diana. alikuwa AKIJA MARA MOJA KWA JUMA KUPANGUZA nyumba yetu na kumfanya Diana awe na furaha. Kisha aliniuliza iwapo anaweza kumpeleka Diana kwenye hospitali za karibu kwa maangalizi.

Nalimhona nakumhita NORMA mara nyingi ili kusaidia. Nalitazama mitembeleo nyingi za kwa DAKRARI, kazi ya maktaba, na vipimo specieli vihitwavyo CAT na MRIs ambapo nilimpeleka Diana kwa Dactari kwa siku zake za mwisho za maisha yake. Kulikuwa mara miamoja kwa ajili ya mitembeleo mikuu. Norma alinisaidia. Nalikuwa na majukumu ya kanisa ambayo ingelikosa kutimilika kama isingelikuwa kwa ajili yake.

kanuni za utunzaji

Ikiwa kuna mtu unamhamini na pia mpendwa
wako angeli jihisi kuwa salama na kuchukua
nafasi na kumkosea Yule mtu ambaye amejitolea
kukusaidia.

Sisis kila mara tumebarikiwa kwa kuwasaidia
wengine kuliko kupokea msaada kutoka kwa
wengine. MRUHUSU mtu mwingine aweze
kubarikiwa kwa kukusaidia na wengine pia

* kumbuka kwamba watu wengi wanataka kusaidia
.wape hiyo nafasi.

* Jifunze kusema ndio na asande;inaweza
kusababisha hali kuwa sawa na nyepesi .

* JUKUA hatua na uweze kushiriki katika mkono
huo wa msaada. utafurahia sana kuwa ulifanya
hivyo Mungu anaweza kuwa anawaita mfanyike
mkono wa kusaidia hasa kwa wale wanao hitaji.
Angalia mtu ambaye unaweza kumsaidia? tafuta
mmoja au zaidi na uweze kuwa katika msaada huo
tafuta mmoja ambaye pia unaweza kufanya
ndiposa usaidie. JITOLEE KUFANYA MAMBO
AMBAYO unaweza ukawasaidia endeleza huo
mkono wa kusaidia.

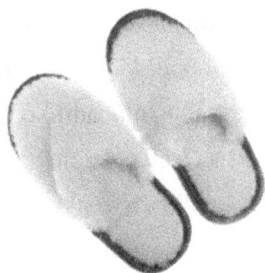

Uvuli unaopaa

Imetimia na kupita miaka mitatu tangia tulipo anza safari iliyokuwa gumu. Ilikuwa wazi kuwa Hatima ya DIANA haikuonekana nzuri.

Alikuwa amewekwa kwenye gari la magurudumu kila mara na kwenye oxgeni mazaa ishirini na nne kwa siku. ilikuwa ni vigumu sana kwa Diana kuinuka au kuketi na pia kuweza kupanda sakafu kuelekea maeneo ya juu ya nyumba kwa ajili ya Hali iliyo kuwa ikidhohifika. Ilipidi tuchukue zingine, lakini ilikuwa sio sawa, lakini hata hivo angeliweza kutoka kwenye nyumba, Najambo hili lilikuwa nzuri kwa ajili ya kupata ufahamu na hewa nzuri kiakili.

Ikiwa wewe ni mtunzi, kuna njia inayoweza
kupatikana kwa hali ya ujasiri na kupeana hewa ya
oxgeni. Kuna mashine inayo geuza maji kuwa oxgeni
inayoweza kukodishwa na iweze kuleta mabadiliko .
lnakuja ikiwa imekamilika na ikiwa mifeegi zote na
kuwezesha mgonjwa anaweza kutembea kwenye
jumba na pia kuna mitungi ambayo inaweza
kuwekwa kwenye mkongo wa mgonjwa au kwenye
kari la gurudumu na kukuwezesha kuhudumiwa na
Daktari kukutembelea kupata chakula kwenye hotel
ink. na pia kuhudhuria kanisa nk. Tangi hizi zina
masaa matatu kwa ajili ya kusambaza oxgeni.
Unapaswa uwe nay a siada ikiwa nyingine inaweza
kupungua, na pia unaweza kuwa na uhuru kuhusiana
ni nini inayo faa kwa ajili ya mpendwa wako na kwa
kweli utafurahia uhuru huo unao upata kwa ajili ya
chombo hicho.

Diana aliweza kupewa kitanda cha hospitali
kumuwezesha yeye kuwa vyiepesi yeye kuingia
kitandani na kutoka kitandani. Nakumbuka nikijadili
pamoja naye. Alitaka kufahamu iwapo kunajambo
linguine kando na kitanda. Naliwaza kwa haraka
sana, Nami nika waza kuwa bwana mwema
alinisaidia. Niliweza kupeana nafasi ya kuweza
kupata pumziko kwenye kitanda change. naliona
kwamba ni mahali bora sana pa kupumzikia. Mahali

ambapo ni rahisi sana kuweza kuonana na wageni au marafiki.

Alithiirisha kwamba ni hivyo ndivyo alivyo taka.tuliweza kuweka meza ndogo na vitha kadha vya matumizi karibu na sofaseti na kupata chochote angeliitaji na pia kuweza kuweka rimoti karibu naye Diana, Alirithika sana na mpangilio huo na mpango huo uliendelea kwa miezi mitatu. jambo Hili lilifanya vyiema sana kwangu.

Lalibakia nyumbani mdaa wetu mwingi.

Afisi yangu ilikuwa tu imeegezwa juu na mi sikuona vyiema kuwa mbali jinsi hio na yeye.naliitaji mtandao ndiposa niweze kufanya kazi yangu, kwa hivyo nikaweka chombo kisicho kuwa na waya na kukiweka kwenye taklishi yangu nikiwa chini karibu na DIANA. Kama miezi mitatu naliketi kwenye sakafu nikiwa karibu na Diana.

Alikuwa akilala wakati wake mwingi lakini pia ilimpa Diana HALI ILE YA ULINZI NA usalama nilipokuwa kwenye jumba na kuwa karibu sana Naye mara nyingi ningelitazama kwenye taklishi nikitazama kushoto kuona macho yake yakinitazama. mara moja ningelimpa tabasamu na wakati mwingi mguzo wa busu.

Ikiwa wewe ni mtunzi baathi ya mambo haya ambayo nimeyataja yanaweza kushtua mafikira yako.na pia kama kungelikuwa na jambo linguine ulilo liitaji ambalo lilikuwala msaada ungelipenda kuzingatia. Mradi nilipoacha Diana akiwa amepumzika kitandani jioni ,ningelichukua mdaa kidogo jumba cha juu nikitazama TV au kucharibu kujitoa kwenye misongo ya mawazo ya siku. Niliweza kununua Redio mbili ndogo ndiposa moja niweze kuiweka kwenye sehemu ya kitanda chake na nyingine sehemu ya juu tuliitaji hii kuwasiliana ndiposa tuweze kuwasiliana. Tulitumia hali hii ndiposa tuweze kuwasiliana wakati wowote ule aliniitaji. jambo hili lili fanya kazi vizuri sana.

Mafuta yaliyo kuwa yame onekana kwenye vigo zake yalikuwa yametoweka, Daktari akasema kuwa sass kilechombo cha kuvuta hakiitajiki tena. Daktari waliona ni vizuri kivurisho hicho kiondolewe na mahali pale palipo fumuka kufunikwa. ilikupunguza uwezekano wa maadhirio. Jambo hili halingekuwa la kuhadhiri sana lakini kwa sababu ya udhaifu alio nao kwenye mwili kuhusiana na hali yake.

Matukio hayo yalikuwa yamepangiwa kwa siku chache baadaye kwenye Hospitali ya kipabtisti. upasuaji ulipangwa na kuonekana kufaulu na Daktari huyo aliyekuwa ndiye aliye weka ile tubu mapema.

Jambo hili lilikuwa limekuwa mtindo. matukio mengi na masaa mengi ya kungojea wakati wan a baada ya upasuaji, lakini wakati huu ulikuwa kabisa tofauti. Sikuwa tayari kuhusiana nay ale nilikuwa ninaenda kusikia.

Mhulize Diana anaendelea vipi, alitoka kwenye jumba la upasuaji salama. Dorene alikuwa pamoja nami napi alisikia maongeo yangu na Daktari. Mwitikio wake ulinipata na butwa. Alisema huyu sio Yule dada nalimhona miezi kadha iliyo pita wakati tulimwekea ile mfereji wa mkocho. amepungua sana na kudidimia. Je unaniuliza ni mdaa upi anapaswa kuishi?

Nilikuwa natamani sana kufahamu kusudi kuu la maongeo tulioluwa nayo. Naliweza kuwa msikivu vyiema.

"Inawezekana awe na miezi miwili hivi."

Maneno yake yalionekana kubakia hewani I Naligundua kuwa mtazamo wake ulikuwa ni wa kubaatisha. Mambo mengi niliyo jifunza kwa mambo haya nikuwa MADAKTARI Hufanya bidii kuakikisha kuwa kila jambo wanalo lifanya ni makini, lakini kila mgonjwa na hali yake hazifanani. Mmshutuko na hali ya mshutuko kwa mtunzaji na pia mgonjwa. Unapaswa kila siku uweze kuishi kikamilifu na mpenzi ulio naye au rafiki. miezi miwili inaweza kumaanisha miezi kadha ama siku moja tu.

Nalijua kuwa siku hiyo itafika,Lakini sikuwa tayari kwayo. Sikuweza kukumbuka mengi yaliyo nenwa baada ya hayo.mawazo yangu yalikuwa yakikimbia maeneo mengi tofauti. Jinsi ninaweza kumheleza vipi?watoto wangepaswa waelezewe.Wazazi wa Diana wanapaswa kufahamu.

Mambo yaliyowekwa mbele yalionekana kuwa ni magumu kuelezea. LAKINI SIKUWA NA CHAGUO .familia walinitazamia kwa ajili ya uongozi na nguvu. Nalijua ninani nani angelipaswa kufahamu yanayoitajikakujua habari hiyo, na ni kwa njia ipi,na nikikumbuka kuwa nilikuwa nimekwisha muelezea Diana kuwa sitawai mzuia kujua jambo lolote libaya. jinsi gani na ni vipi nitakavyio mhelezea?

kama mtunzi unaweza kukumbana na ripoti nzuri au lililo libaya, na pia uwendiwe unapeleka ripoti nzuri au ripoti mbaya.kuamua wakati ulio bora na maeneo inaweza ikawa sio. Kuzingatia wakati na maeneo inaweza ikawa vigumu kubashiri.

Ningependa kukuhimiza kuwa uweze kufanya jambo hili kwa haraka na kwa wepesi mno. Watuwengi wanataka watu wengine waende mbele zao na kuwaelekeza. itakuwa ni vigumu mno, Lakini kujaribu kuifanya iwesiri pia itakuwa ni vigumu. Hasa wale wanao kufahamu vyiema. wanaweza kuhisi kwamba kitu kibaya Kimetokea na unapowazuia kukifahamu kinawafanya wajiisi vibaya sana na inaweza kuwa mbaya sana.

Siku zilizo salia zilikuwa ninyingi sana. Naliwaza jinsi nitaweza kuwaelezea familia na kwa kubadilisha maeno kila mara kwa mara mawazoni mwangu. jumamosi jioni ikafika. Niliomba nakumhuliza Mungu anipe maneno yakuelezea dhidi ya ile habari mbaya na kuweza kujipa nguvu kama mkristo na uwepo wa mungu.

DIANA ALITULIZA MAPEMA. wanaume walikuwa juu ya ghorofa na kina dada chini. hatungeweza zote kukusanyika mahali pamoja. Na kumhacha Diana pekee, tukiofia kwamba Diana Anaweza kuamuka na asikia maongezi tunayo ongea. Dorene aliwaelezea wakina dada na mi nikawaelezea wakina ndugu. kulikuwa na mitazamo ya mshutuko na nyuso zenye shutuko na machozi ya huzuni. Tulielezana na kufarijiana kiasi kile tungeliweza.

Doren alikubali kuelezea upande ule mwingine wa familia, nami ningeliwaelezea upande wangu

Tulishiriki na familia kwa pamoja jinsi ya kumhelezea DIANA jinsi siku zake za husoni zilivyio kwake. Tuliwaonya kuwa wasiongee jambo lolote kuhusiana na kile wamekwisha kuongea hadi tutakapo pata wakati wa kushiriki naye.

Ilitendeka.pamoja na kizuizi kikubwa mbele, Nitamuelezea Diana jinzi gani? Alikuwa ameniuliza majuma kadha ikiwa ninawazia kuiwa atafaulu.. Nitapataje maneno Ya kumwelezea? nitajieleza kiujasiri? Ataweza kuitikia vipi? na wakati upi unao faa kwa kuelezea habari hizi?

Nalikuwa nimemhuliza Daktari iwapo kuna FAIDA yeyote kuhusiana na msururu huo mpya wa chemotherapia iliyo pangiliwa kuansa jumanne. Alisema chemotherapia kwake Diana haitakuwa ya maana kulingana na hali aliomo sasa kile itafanya ita sababisha mabo kuwa magumu nyakati zake za mwisho.

Nalimwita Daktari Yardly, kisha tukaweza kujadili kuhusiana na hatima yake Diana pamoja na matibabu yake. Tulikubaliana kwamba hatutaweza kuendelea na matibabu na pia Diana nimuhimu hatima yake aelewe kwa haraka sana ikiwezekana. Tulikubaliana kuwa itakuwa rahisi ikiwa tutaweza kumhelezea siku ya jumanne. Dr Yardlrdley alikubali kupasua mbarika.

Dorene aliandamana pamoja nasi kuelekea Tennessee oncologia. Tulielekeswa kwenye jumba kile tulipoanzia safari hii ya ugumu mwingi karibu miaka 3 mapema. Dr. Yardley aliingia kwenye chumba. Ilikuwa imeonekana wazi kwamba haliyake ilikuwa imedidimiam kuliko mwanzo tulipofika kwa Hospitali.

Wakati wakupimwa ulipofika Diana alisema kuhusiana na maranyingine ya CHEMOTHERAPY. Daktari alikuwa na wakati mgumu kuweza kutafuta maneno ya kumhelezea Diana. Hali yake Diana ilikuwa imedidimia sana na hali yake ya afya ilikuwa sio nzuri.

Dr. Diana alikundua kile tulikuwa tukiwazia na akataka sana kujua akauliza ni muda upi atako keti akitumia mpira huo wa chemotherapia na ni muda upi atakao tumia pasipo mpira huo wa chemotherapia. Yardley aliitikia, miezi ikiwezekana sita na miezi kama miezi kadha pasipo kuwa nayo.

Taktari alikuwa na machozi kwenye macho

yake. Nassi walikuwa wakimpanguza machozi.sisi wote tulikuwa tukipigana kujaribu kurejesha hali. Diana ALIMHELEZA Daktari kuwa matibabu zaidi haiitajiki matibabu tena.

Aliusika sana na hali hiyo kwa kumfaNYA daktari na kila aliomo ajihisi kuwa salama na kuhusiana na hali hiyo.Alimshukuru Daktari Yardley na kila chochote kile alichokuwa amefanya kwa kumsaidia yeye. Alikuwa mwenye huruma mwingi na mwema. Aliwaelezea kua bwana yuko kwenye husukani. Na kwa njia hiyo hakuwa na hofu kuhusiana na yatakayo tukia hapo mbele.

Ninakumbuka mashaka na huzuni niliyokuwa nayo baada ya tukio hilo. Sikuisikia tu kwa ajili yangu pekee, ila kwa ajili ya watu wengine na kuhusiana na habari Ambayo Diana amekwisha ipokea Maana alikuwa ameambiwa kwamba anamiezi miwili au mitatu ya kuishi au michache. Nilikuwa najiuliza jinsi hali hiyo ilivyo kuwa niliwaza kuhusiana na jinsi mtu huyo anaweza kupumha kiasi akitazamia hali ile ya kifo itakavyio kuwa.

Nilitambua kuwa majira haya yalikuwa magumu sana kwangu Ni Mungu peke aliyekuwa na uweza wa kumsaidia DIANA. Siwezi kupata neno lakusema kwa kuwa uwepo wa mungu ulikuwa mkubwa sana iliyo tanda kwenye jumba hilo la kupimia. Badala ya wakati mzito wa machonzi kulikuwa na wingi wa utulivu na amani kuu ya Mungu. Dr Yardley aliondoka kwenye jumba akiwa na mguzo mkuu sana wakiwa na nguvu kuhusiana na ujasiri aliokuwa nayo Diana kwa ripoti aliyo ipokea, kuhusiana na habari hiyo ya ajabu aliyo ipokea na miaka mitatu aliyo ishi kabla ya hayo akiwa mcha Mungu. Hakika hawatabakia jinsi walivyo kuwa.

NIliweza kuingia kwenye Afisi ya Dr Yardley kama baada ya miaka miwili hivinikiwa na shuguli zetu tu. Aliniona kabla anione nakunitakasana nielezee jinsi ninavyio endelea. Nalimwelezea jinzi Mungu amekwisha nibariki na vile ninaendelea vyiema. Alianza kuongea kumhusu Diana na kisha kuanza kumpongeza na jinsi alivyo na ujasiri mwingi. akiwa dada wa kikristo mwenye ushujaa. kwakweli ushuhuda wake DIANA ulikuwa unagonga mawazoni mwangu.

kanuni zinazomhusu mtunzaji

* Kuna kiwango kwenye matibabu wakati ukweli kuhusiana na kupoteza mpendwa inabidii kutambuliwa na kuikubal.

- Huaminifu ndio kanuni ifaayo.waeshimu wapenzi wako.

- Habari iliyo na uzito inapaswa kupeanwa kwa umakini.

- Banga na uelewe ni wakati upi mpenzi wako atapaswa kupewa habari .

- Pangilia nikina nani wanapaswa kujua na niwakati upi.

- Kumakinika kwa mda ni muhimuni muhimu sana. wakati wakuwapasha habari wapendwa na wakati wakuwajulisha familia na jamii inapaswa iwe katika umakini mwingi.

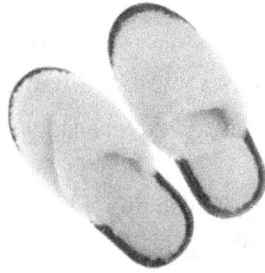

Inaumiza sana

Nalielekea nyumbani.niseme nini? ningelimfariji
jinsi gani? nilikuwa nimeshangazwa na matukio.
Diana alikuwa na ujasiri kuliko vile alivyo kuwa kwa
mwaka mmoja. Alijua watoto watakuja nyumbani
siku hiyo jioni Naye alifurahia sana kuwaona watoto
na pia wachukuu. hamu yake ilikuwa imekuwepo,
lakini alikuwa na tamanio la pizza kutoka kwa pizza
hut.

Nalikuwa nimeanda kuwa siku hiyo familia
wote watakula chakula cha jioni pamoja.watoto
walimfahamu mama yao kuwa wangelipata
kuhusiana na kifo kinacho waotea kutoka kwa
Daktari, nasi tulipenda tuwe pamoja kufariji na
kumsaidia kila mmoja. Diana alicheka na kucheza

na wajuku. ilikuwa ni wakati bora wakupendeza ambayo tulikuwa tumeiona kwa mudaa mrefu. Alikaa mdaa mrefu siku hiyo akiwa na wajukuu.na nikuwa kwamba alikuwa na nguvu kiasi ambazo azijawai kuonekana.kwa miezi mingi.

Mdaa mfupi baada ya usiku wa manane ,Niliamushwa na DIANA ILI NIMPELEKE KWENYE JUMBA CHA KUJISAIDIA. Nalimhinua kutoka kwenye kitanda na kumweka kwenye kiti cha magurudumu, nikiwa nina tunza kifurushi cha Hewa ili niweze kumsaidia vizuri kufika kwa choo. nalimsaidia jinsi ya kushikilia kwenye mlango ndiposa aweze kujisaidia na katika hali hiyo mlango nikaufunga tu kidogo kwa ajili ya ulinzi.

Kuifadhi ubora na heshima ya mpendwa au rafiki ni ya muhimu sana. kama mtunzi, fanya kila jambo kuakikisha kuwa na umakini kwa hitaji. kuwa mkakamavu na kuwa na kumfanya mtu unaye mtunza kuwa na usalama na kufunga mlango nakuna vitu vingine vinavyo mfanya kuwe na hali ya kumfanya mtu ajihisi kuwa anaheshimika.

Diana alilia na kuliita jina langu. kwa haraka nalifungua mlango. singeweza kujiisi mguu wangu, akasema.

Sikuweza kushutuliwa sana kwa sababu ya matukio yaliyo pita lakini wakati ambapo mkono ama mguu unapo enda kwenye uzingizi. nalimsaidia kuingia kwenye magari ya magurudumu na kumhingiza kwenye kitanda.nilianza kwa kusugua mguu mmoja kisha mwingine na baadaye ndiposa kuweze kuwana uhai tena.

Dorene alikuwa ameamua kulala mahali pale badala ya kwenda nyumbani naye alikuwa akilala juu ghorofani. Nilifurahia sana kuwa alifanya mahamuzi hayo aliamuka kwa hali ya kwamba kuna kitu kitendekacho chini pale. kwa haraka alitarmka na kuingia kwenye jumba tulicho kuwemo, name nikamwambia kuwa alikuwa ameanza kufa kanzi naye akaanza kunisaidia kumsugua kwa kufa ganzi. Alianza kunisaidia kumsugua miguu yake DIANA. kwa dakika chache Wazazi wake Diana wakasikia mlio wa maumivu na kucharibu kuleta utulifu kwenye miguu inayo huma walijiunga nasi kulingana na vile ilivyo kuwa kwamba haibadiliki.

Naliweza kuita 911 na kuwauliza wale wa uduma ya kwanza na pia kari la ambulenzi. waliousika walikujaa kwa haraka sana na kutambua kwamba alipaswa kukimbizwa hospitalininami ningeliendesha gari mimi mwenyewe na Diana na wazazi wake kwenye gari letu.

Tulifika dakika chache kabla ya Ambulenzi na kisha tukangojea mlangoni mwa uduma ya dharura DIANA ANAPOFIKA. Nami pamoja na Dorene tukaketi naye Diana.

Baada ya vipimo Daktari alitaka kuongea name inje ya jumba. kila mara nitakumbuka maongeo yaliyo fuata. Daktari akaanza vipimo vyake. Diana alikuwa amevimba uvimbe kwenye MISHIPA nayo ndio ilisababisha damu kukwama akimhuliza inamaana ipi na itasababisha nini hakukuwa na damu iliyokuwa inatelemkia kwenye miguu yake .nilisimama nikiwa nimedua. sikuweza kuwaza lolote. Ninakumbuka.

" Nikimhuliza inamaana gani na ninini itafanyika, Anaenda kufa, akasema. tungelifanya upasuaji, Lakini hali yake ya kawaida sio nzuri sana hataweza kustaimili moyo ukifunguliwa,

"kuna jambo lolote tunaweza kulifanya?"

"Tutamfanya hawesalama iwezekanavyo, lakini hakuna jambo lolote litawezakufanyika. ukweli nikwamba hataweza kuishi hadi hasubui."

Basi nifanye nini sasa? WAZAZI WAKE Diana walikuwa kwenye jumba la kungojea. walitaka kufahamu kuwa. watoto walitaka sana kufahamu ndiposa wangelikuwa na mdaa huo wa mwisho na mama yao. watu wake wangependa kujua pia .wazazinwangu ndugu zake na pia familia kwa jumlaa kanisa wote waliitajika kufaamu. Kichwa change kilikuwa na uchungu mwingi kikiuma. nalijua kwa ndani sana kuwa siku hii ingelikujaa. Sikuwahi kuwa na ndoto kuhusiana na siku hii nkuwa itafika kwa haraka kiwango hicho.

Dorene name tukaenda kwenye jumba la kungojea kwa makini na upole mwingi wa huruma na tukaweza kuketi na WAZAZI Diana. nikajaribu kunena kwa utulivu mwingi pamoja na upole wote ule. nilijaribu kuwaelezea jinzi Dr alivyio sema kwamba Diana hataweza kufaulu.huzuni kwenye macho yao ulikuwa wa kupita kibimo .

Dorene aliketi na wazazi wake na kujaribu kupa faraja.sikuweza kuketi nna wao kwa mdaa mrefu kwa sababu watoto walitaka pia kufahamu. sikutaka kuwapea watoto habari kama hiyo ya huzuni kwenye simu Nalisimama na kutoka kwenye jumba la wagonjwa maututi na kuelekea maeneo ya kuegeza magari nakisha kuwaita watoto wote Naliwauliza wakuje kwenye Hospitali ya Baptist kwa kuwa mambo hayakuwa mazuri kwa mama wao.

Diana hakuwa ameambiwa jinsi mambo yalivyo.
Nilijihisi kana kwamba uyzito wote wa ulimwengu
ulikuwa mabegani mwangu. Sasa kweli
ningelimuelezea vipi kwamba alikuwa karibu afariki?
Nilikuwa sasa nina KARIPIA KUMPOTEZA MTU
ALIYE KUWA WAKARIBUNAMI NNA PENZI
LA MAISHA YANGUKWA MIAKA YAPITA
THELADHINI NA TATU. kwakweli nilishindwa
kabisa na sikuweza .

Nikamhuliza DAKTARI iwapo ataweza
kumheleza Diana kuhusiana na hali yake lakini
aliheshimu ombi langu. Tuliweza kukusanyika kando
ya kitanda chake nakisha akaansa kumhelezea
kuhusiana na vile damu haingeweza kusonga tena
kwenye mwili wotenakilekilichokuwa kinaendelea
kwenye mwili wake. Alimwelezea kwamba hakuna
jambo lingelifanyika na kwa njia hiyo hataweza
kufaulu.watoto wangu wakiume alianguka na kuanza
kulia .kulikuwa na machozi kila mahali na hakuna
jambo tungelifanya. hakuna kitu tungelifanya
ingawaje tulipaswa kufanya jambo.

Hatahivyo ilitangazwa kwamba ni muhimu
kumtoa DIANA KWENYE JUMBA la dharura na
kumweka salama kwenye jumba la faragha
nakumfanya awe salama pale. Nasi wa kiume
akaandamana nasi tulipokuwa tunaenda kwenye

jumba kile tulicho amriwa kwenda. Tulimpoteza
Diana kwenye ukumbi lakini nasi akaweza
kumrejesha tena. Kweli tuliwezakufika kwenye
jumba lililokuwa karibu karibu hasubuhi
kukipambazuka.

Diana alifanya mageuzi ambayo ingelidumu
kwa masiku kadha. haikuchukua masaa kuhusiana na
kifo chake Diana kusambaa kwenye mjii. Alipendwa
na kilamtu aliyemfahamu yeye. kulikuwa na
mtiririko wa marafiki wakimiminika kwenye
Hospitali ya kibaptisti. SIKU ILIZIDI KUWA
NGUMU SANA MADAKIKA ZILIPO ZIDI
KUONGEZEKA KUPUNGUA. ilikuwa ni masaa
ishirini na mbili kuanzia wakati wa a kengele ya
kwanza hadi dakika ya kuaga dunia.

Nivigumu kuelezea kile ninapitia. kiasili,
nilichoka sana. imegarimu kama mwaka mmoja
nikiwa sijalala usiku. nalijihisi kuwa mwisho
umewadia kwa uhusiano ambao unafika kikomo
uhusiano ulio anza miaka thelathini na nne.

Mwenye tecnisia alienda alikabiliana na
machungu iliyowekwa upande wa kando wa Diana.
dawa za machungu kutulizwa zingeliwekwa kando
na pia ndani ya damu kila baada ya dakika 15.
madakitari walikuwa wameshangazwa kuwa

hangeweza kufaulu vipi na waka bakia wamakinifu
sana wakati iliporudi chini na kufa kwake.

Naliketi kando ya kitanda kisha nikapita
kuelekea mbele ya jumba kuelekea dirisha
,nikiwacha jumba kwa mdaa kisha nikarejea tena
alipo. alikuwa ametezeka sana na haya magonjwa.

Kifo kilikuwa tayari kwa unafiki,sikuweza
kufafanua maisha pasipo yeye,lakini sikutaka
kuendelea kwake kuzidi kuhumia. Hisia yangu
ilikuwa juu kiasi cha kufa ganzi. nilikuwa nimeusika
na jambo ambalo sikuwa na uhelekezo kwayo.
Mungu uhumba,na uhai wote ni wake.mzururo wa
maisha ulifika mwisho mahali ilipoanzia
MIKONONI MWA MUNGU. mviringo wa maisha
yake Diana ulikuwa unaelekea kikomo.

Siku iliendelea mbele –hasubuhii mapema na
halasiri, na pia saa tiza jioni. na kufikia saa kumi na
mbili jioni Diana kwa pole sana alianza kutoweka na
kuanza kupoteza fahamu. Alilala kwa mdaa wa
masaa manne zaidi. na jumba chake pamoja na
maeneo pa mangojeo hospitalini palikuwa pamejaa
marafiki familia, marafiki, wafanyikazi mwenzao,
pamojana washirika wa kanisa. Wengi walikuwa
wamekaa nasi hadi jioni.

Siwezi kufahamu kabisa wakati kamili lakini ilikuwa kama saatatu na nusu usiku. moja wapo ya jambo lisilo la kawaida lilifanyika ambayo sijawahi kushuhudia. Diana aliamka na kwakweli dhamira yake alikuwa amepoteza fahamu. aliketi kwa haraka kitandani,Wazia jinsi inavyio fanyika. ALIKUWA NA TUKIO AMBALO HANGEWEZA KUELEZEA. Aliinua mikono yake kuelekea mbinguni kana kwamba anakumbatia mtu.ilikuwa kana kwamba hakuna yeyote aliyekuwa kwenye jumba. Ni kweli kwamba aliona kiumbe cha mbinguni ambacho kilikuwa tayari kumhinua na kupaa naye kwenye kilindini, maji matulifu ya mauti. Aliketi kwenye mapokeo hayo ya mbinguni ambayo ilionekana kana kwamba ni mdaa mrefu lakini ulifika lakini kwakweli ilikuwa tu ni sekunde au zaidi.

kwa pole aliweza kuangusha mikono yake kwenye kitanda na kichwa chake kikiwa kimegeuka na macho yake yakinitazama. Sikuweza kuepusha macho yangu kutoka kwake. Nalijua wakati ndio huu. Wakati wakusema kwaheri ulikuwa umefika. Wakati moyo wangu ulivyo kuwa ukiugua, na kufunjika nalitazama majibu yakitoweka na ile nuru ya uzima wa maisha ikatoweka kwa upole na ikaenda na giza likaingia kabisa. Mtazamo wa maisha na upendo ulikuwa sasa hauna maana tena na ulikuwa

ndio janzo cha kufikia kifo. Sikuweza kufahamu
yanipasayo, kufanya ama kutamka. Alikuwa
amekwisha ondoka. Nalikuwa na washiriki wengine
karibu, lakini nilijihisi ubweke.

Familia yetu Daktari paul Gentuso, pamoja na
Rafiki wa karibu, kisha akapima ishara zote na kisha
akatupa hakikisho kuwa amekwisha kuondoka.
Alichukua kidole chake, kwa upole akazipanguza
kwa uso wake, na kufunga macho yake.

Kulikuwa na amani iliyotulia kwenye jumba
siku nzima, ambayo ilchukua jukumu la kudumu na
lililo kuu. Mungu alitungumbusha kwenye neno lake
kuwa kifo cha wateule wake ni cha dhamana
machoni pake Mungu (psalm116:15 nkjv) uwepo wa
mbinguni ulikuwa wazi na kweli kwenye jumba
hicho.

Kisha jambo lisilo la kawaida likafanyika.
mwendelezo wa, neema kuu, ikalijaza jumba na pia
chini ya ukumbi. Tulipokwisha kusema kwaheri
mbingu nazo zikasema Hellooo. Tulimtazama
DIANA akitua mateso yake, na mwili wa saratani.
mbingu ilimkaribisha kwenye furaha ambayo Mungu
alikuwa amekwisha waandalia wote wampendao.
Kwa ghafla haikuwa tena majira ya huzuni ilaa
majira ya kushangilia. Tulifahamu kuwa jambo hili

sio mwisho kwetu ila mwanzo. Hangeweza kuja
kwetu ila ilitupasa kuwa nisisi tutaenda kwake.
Tungelimwona tena.

kanuni za mtunzaji

Nalijifunza nini kwa masaa hayo ishirini na nne?
nalikumbushwa tena kuwa Mungu yuko kwenye
husukani kuhusiana na mambo yanayo husiana na
mauti. Lengo kuu la Mungu kwa mwanadamu ni
kumheshimu Mungu na kumletea sifa kwa njia ya
maisha yake. Ni Mungu pekee anayefahamu
yatakayo tukia na kutendeka.

Tuna njia zetu wenyewe tuzitumiazo kupima
ufanisi. tunaipima kulingana na mijumuhisho ya hali
na maisha tulio yahitimu na kufaulu kutekeleza. Njia
za Mungu sio njia ZETU. Yeye avutiwi sana na hali
yetu nay ale tuliyo nayo. Na hata hivyo kila kitu
tulicho nacho ni mali yake nchi na vyiote
viuchazavyio ni mali ya Bwana. (psalm24:1 nkjv)

Neno lake linatuambia kwamba katika yeye
vitu vyote vimekuwepo (wakolosai 1:17 nkjv). Yeye
ndiye mtawala wa ulimwengu wote. Je tunaweza
kumkumbatia kwa kupata utambulisho kidogo tu
kumhusu yeye kutoka kwa watu wengine?

Tulifuata mwongozo wake na mfano wake. alikuwa mtiifu hata mauti, Hata kifo cha msalaba; (phil 2:8nkjv) Tukio lililo kuu kwetu ni kwamba tulifaulu ni kusalimisha maisha yake kwa utukufu wake na sifa.

Alitumia Diana kuadhiri watu wengi. Alikuwa ni ushuhuda kwa watu wengi kuhusiana na maisha ya saratani pamoja na matibabu, vyumba vya Hospitali, na pia vidha vya kupima alinyenyekea hata mauti, kifo ambacho wengi wetu tukiulizwa hatungeweza kukipokea. Aliteseka kwa kujitolea kwake. Hakuwa na mashaka kuhusiana na upendo wake kwa kristo na suluhisho la kudumu alilo kuwa nalo kwake. Alikuwa mwaminifu mdaa wake wote hadi dakika zake za mwisho. Mfano wake ulikuwa ni ushuhuda kwa familia, marafiki, kanisa, na pia watenda kazi wengine.

Kuna majira ya kushikilia kwa mpenzi umpendaye na uwezo wote ulio nao na kumiliki.unaitaji Dr bora, mipangili ya kimatibabu ya kisasa na pia unapenda kujaribu dawa zile zimefumbuliwa majuzi wakati madawa zingine zimeshindwa. hautaweza kuzuia pesa kutumika. Unaweza kukosana na mashirika ya makambuni ndiposa waweze kutoa madawa ya kisasa ambayo wanataluma wa madawa wanayatambua kwa sasa.

Unashikilia kwa sababu ya tumaini la uponyaji
.unajaribu sana uponyaji ujweze kupatikana ndiposa
maisha yaweze kurejelea mahahali ilipo anzia
ilikuwa kabla ya maradhi haya yaliyo makuu.

KUNA MAJIRA AMBAYO INABIDII
UYAACHILIE. Utapaswa kutambua wakati.
Nalisikiza kwa umakini sana maneno yake Diana,
mwili na mageuzi ya kwa miaka hiyo mitatu ya
magonjwa. ilifanyika kuwa wazi kuwa amefika
mwisho. Na hataweza kupona. mwili wake ulikuwa
umejawa na maradhi kila mahali na chemically ya
kumtibu. mwili wake ulikuwa umechoka na
kungangana. hakukuwa na jambo lolote la kukabili.
Ninaweza kuona kuwa aliona mwisho wake
umekaribia. Alikuwa amepiga vita vizuri, Alikuwa
amekaribia kukamilisha na imani aliitunza.
Alifahamu kwamba BWANA alikuwa na mpango
bora mbele kuliko yale naliyokuwa akikumbana
nayo.

Niliona kuwa ni muhimu kuwachilia .Haitakuwa
inafaa kuendelea kumshikilia ili hali ni kwa sababu
watoto na mimi pia anaendelea kuishi kulikoyeye
kuishi Ninakumbuka nikimwelezea kwa hizo kwa
dakika zake za mwisho kuwa kwamba ilikuwa ni
sawakuendelea mbele. endelea mbele na huachilie Ni
kwamba ni yeye ndiye aliyekuwa wa mwisho kabla

hajakufa kuachilia sio rahisi alikuwa ni wa mwisho kabla kabla hajakufa. sababisha kushikilia inaweza ikawa pia ngumu.

jifunze umuhimu wa familia na marafiki. watakuwepo hapo tangia mwanzo nakisha kubakia hadi mwisho.

Unaweza kufaulu kupitia hali ngumu na pia hali nyepesi. Mungu ni mwaminifu. Ingawaje maisha yanaweza kuwa magumu baridi au mepesi. Mungu hataweza kukuacha au kukupungukia.

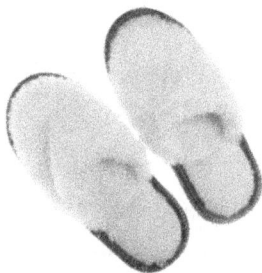

Kisha ikaja upinde

Ninakumbuka nikipokea na kusoma shairi kwa kichwa chake Road less Traveled. ilikuja wakati wa giza na ulio mgumu.sikumbuki sana mengi kuhusiana na maneno, Lakini kujitambulisha na tukio Nina miaka michache tangu nilipo mpoteza Diana na michache zaidi tangia nilipo ipokea habari kuhusiana na magonjwa yake ya saratani.

Inachukua mdaa ndiposa kupata urejesho wa kimtazamo na kuwa na mtazamo na maisha. Mdaa huo wa wakati utakuwa tofauti kwa kila mtu. Ikiwa hivi majuzi umempoteza mwenzako umpendaye sana mtu ambaye wewe ulikuwa ni mtunzaji wake,peana kiwango na mdaa kidogo. Mdaa ni kiwango cha muhimu sana. wakati utakusaidia ujipange upya tena kimaisha Nina weza kuona mengi sana wazi wazi kuliko wakati hulio pita wa miezi za kwanza baada ya kifo chake.

Safari ilikuwa nyeusi wakati mwingine.
Ninakumbuka wakati niliomba kwamba Mungu
amrejeshe Diana. Nilijikuta mimi Binafsi
kudua.Nalijikuta kuwa nimepigika sana na kupikwa
na maisha maombi yakafanyika kuwa magumu.
Nyakati nyingi kuhusiana na maisha yake Diana
nilikuwa tu nikimhomba mMungu tafadhali nisaidie.

Diana alikuwa akilala mdaa wake mwingi,name
nikajihisi upweke. chemotherapy na saratani ilikuwa
imeharibu hali yake. nilikutana na kujaribu kutilia
mkazo kukutana na hitaji lakini hakuwa na hali ya
kujifahamu. Hangeweza kujifahamu na pia kujiweza
name nikafahamu.

Alitaka sana kupata mbwa mdogo.Tulikuwa na
umbwa zingine miaka iliyo ya pale nyuma, Lakini
nalijua kulingana na upingamizi wa jinni na pia
sumu ambayo mbwa angelikuwa nayo hilo lilikuwa
sio wazo nzuri. Nalijua kuwa hakika na mdaa
kuchukulia zaidi na pia jibwa angeliitaji mdaa na
wakati.

Moyo wangu uliugua.O jinsi nilivyio hitaji.o
jinsi nilivyo tamani maneno ya upole au uguzo wa
upendo. Hakuweza kutambua jinsi ilivyio sikika.

Kwa nafasi hiyo alikuwa mgonjwa sana hakuweza kuyaona mengi ya kuona kwenye ulimwenu wangu wa kibinafsi.

Inawezekana ukumbane na haya kuhusu mtunzaji. Ukitamani uguzo wa maneno haya na maneno ya upole.inaweza kuwa ni majira ya ubweke maishani. Kuna maeneo tu palipo pamoja pa makimbilio inayoweza kuleta kile tunacho hitaji. Mungu nikimbilio langu na nguvu, kama vile maandiko matakatifu yasemavyio, inawezakuwa yako. Maneno mazuri yanajileta tu kutoka kwake unapomruhusu kunena kupitia neno lake.

Tenga mdaa wako wa kusoma kila mara. Kitabu cha zaburi nikitabu kikuu cha kutiwa moyo. Unaweza pia kupata uguzo wa upole kupitia uguzo wa upole wake UWEPO WAKE mungu maishani. Roho wake mtakatifu anakaa mioyoni mwetu naye huleta hali ile ya amani ya kipinafsi. Mtazame Mungu, mwendee yeye, Yeye anafahamu.Anaweza kusaidia na pia anaweza.

Nivigumu kuamini kwamba amekwisha waacha na ameenda. Mingangano yake imefika mwisho na pia ushindi wake umehakikishwa. Lakini mtu anaweza kuendelea mbele vipi? Hizo zilikuwa ni nyakati za kale name singeweza kuzifahamu tena

jinsi jua lingeliendelea kuangaza hasubui. sikuwa
ninahitaji kujiuwa lakini nalimhitaji Bwana
anichukue na mimi pia.

Nilikuwa pekee ingawaje nalikuwa na marafiki
na pia familia, na pia kanisa, Lakini hakuna yeyote
aliye kuwa pale nilipo fika nyumbani usiku.sikuwa
nasababu ya kupiga simu nyumbani wakati wowote
ule ningelichelewa kufika. Utupu ulikuwa
umeshamiri.

kupepa huzuni wangu mwenyewe na matatizo
ambayo kanisa langu lilikumbana nalo ilikuwa
imekwisha kukamilika na mkuzidi kuongezeka
wakati mwingine. Sikuwa na mtu wakunisaidia
nyumbani AMA WAKUNITUNZA. Ninakumbuka
siku moja kijumla. Ilikuwa nisiku yetu ya anivasary.
ILIKUWA IMETIMIA MIEZI TISA TANGIA
Diana kuaga dunia, Na Krismasi ilkuwa inakaribia
imesalia tu jumaa moja, Ninakumbuka nikitembelea
kaburi lake nakulia sana. ilikuwa imetimia miezi
tisa,na machungu yanapaswa yawe yamepungua
nitasherekea Kristmass jinsi gani peke yangu?

Bwana Mungu alifanya njambo moyoni
mwangu ambalo sikuweza nilipo weka tu mauwa
kwenye kaburi lake alinikumbusha kwamba ningali
nina kazi ya kufanya. ASlikuwa na mpangilio na

maisha yangu, kamavile angelipangia maisha yake Diana.

Sikusikia sauti ya kutisha .watu wa mavasi meupe wangelikuja na kukucukua ikiwa ungeli ikiwa ungelitambua hayo. Lakini ilikuwa kana kwamba ulikuwa ukiniambia, Roy, umetimiza karibu mwaka sasa. Umetimiza hasa kwa kiwango hicho lakini unaitaji bado saidi.ulifaulu wakati ule wa siku ya kina mama, siku ya kina baba, kuzaliwa kwako, kuzaliwa kwake na siku nya shukrani,na pia sasa anivasari yako. nafsi ziko kwenye mashaka ya kuhatarisha, na nina mambo yakupasayo kufanya. Unapaswa kuendelea mbele. Unamaisha ya kuishi, majira haya ya huzuni itapita.

kama mtunzi, Ninataka kukujulisha kuwa mwaka wa kwanza huwa na ugumu. Utakumbana na hizo zingine za kwanza.siku ya wapendanao, siku ya kina mamama, Siku ya kina BabaTarehe nne ya mwezi wa saba, mitembeo ya kila mwaka kwenye milimani au kwenye binch, Siku ya wafanyikazi, shukrani, na krismasi inaweza kusikika kuwa kwamba haina kitu na inaweza kuwa nyakati nzito kwa kumkosa unaye mpenda au Rafiki wa karibu. Katika hali yote ya kupita utaitaji jiwe la kusagia .JARIBU KUHAMSHA hali ya kwanza iliyo kuwa nyepesi.

Umenifuata kikamilifu na maisha yako ya utu huzima. sijakuacha.sijakuacha. nimekuwa mwaminifu kwako. angalia Baraka zako. Nimekubariki kiasili. wewe una AFYA na pia una miaka mingi ya kuishi. Nimekubariki kibinafsi.Unawatoto wawili wa ajabu ,ambao wameoa wakristo. Una watoto watatu walio wachuku kabla Diana AFARIKI, name nimekupa mwingine wakati wa huzuni. Nimekubariki kwa mali. Tazama mahali unapoishi, mavalio unayo yafa, jinsi unavyio kula vyiema, na pia jinsi unavyio endesha nimeenda hatua zaidi na kukupa Harley Davidson ambayo ni pikipiki (yani maneno ya furaha). Tazama jinsi vile umebarikiwa kiroho. Una kanisa nene, na pia umekuwa na funza nyingi za Huduma wakati unapo udumu.

Mungu alikuwa akinijulisha kwamba ilikuwa ni makosa mimi kuendelea kutazamia majeraha na huzuni. Sikuendelea kushikilia machungu. Na kubakia kwenye hali hiyo niliyo kuwepo na huzuni. Diana hakutaka,lakin kwakweli, Mungu hakutaka.

Naliongea na Bwana mpangilio mkuu siku hiyo.Nalifanya maamuzi kupitia msaada wake, Nitafanya bidiikusonga mbele na maisha yangu. Nitatafuta Hatima katika uwepo wangu mara moja kwa mdaa nime maliza sasa miaka mnne nikchukulia hali jinzi ilivyo, mara moja kwa hatua.

Mungu anampangilio kwa ajili ya maisha yako. jinzi vile alivyo kuwa na mpangilio na mpenzi wangu, nayo hatima yako kwenye jina lako juu yake. Uwe na mdaa wakuwaza kuwa na kujiweka kwenye hali ya kufarijika, Lakini pia inabidii baada ya muda kusonga mbele na maisha. Unaweza kudhuru maisha yako na pia wale ambao nawatunza unapokosa kufikia hatua ya kuachilia. Sio rahisi sana kubakia kwenye majira ya huzuni.

Pangia maisha yako kwamba utaweza kuishi maisha yako kwa mpangilio jukulia maisha jinsi ulivyo. yaliyo pita sio ya kudumu,Na pia siku za usoni hazitaweza kufika. itakuwa siku zote leo. Tazamia siku za usoni kwa kutazamia sasa. Mungu ana wakati mkuu kwa ajili yako ujuzi ulio nao unaweza kuzalisha huruma na kumwelewa mtu. Mungu atakusaidia kuwasaidia wengine. Amua kuwa kila wazo nzuri kuendelea mbelee. Unapaswa kuandaika chini tarehe ambayo nikila mara na kila jambo na majira yake na usonge mbele.

Mungu ana vitu unavyo paswa kufanya . Familia na marafiki wanakutazamia wewe. Wengine ambao hamjawai kutana pia wanakutegemea wewe. maisha yako haijakoma nikusonga inasonga kwenye nuru iangazayo ya mianzo miema.

mtumaini bwana kwa moyo wako wote
na usizitegemee akilizako kwa njia
zako zote mjulishe yeye naye
ataiongoza njia yako. Prov 3:5-6

Mlango wa mwisho

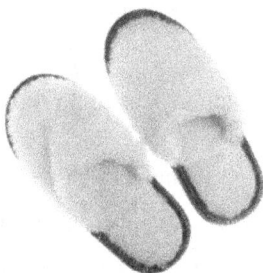

Upinde wa Mungu ndio chanzo cha mambo mengi mapya atakayo yatuma kwako. Amenirejeshea furaha. Amenifungulias nafasi za uduma iliyo na nafa SI YA KUADHIRI MAELFU YA NAFSI. Ilikuwa sio mdaa mrefuu sana wakati nilipoona jua likichomoza hasubuhi. Sasa ninafurahia leo na pia siku za husoni.

SIJAWAI KUPATA BADO NYUNGU Y DHAHABU mwisho wa upinde lakini nimepata upinde ulio mwema mwisho wa wakati mrefu, mwisho na dhoruba ya mchafuko nina wasikia ndege wakiimba tena. Ninapata manukato mazuri ya mauwa na nyazi nzuri zilizo katwa. Ninatambua miali mizuri ya jua.

Maisha ni mazuri .Mungu ni mkuu. JE NITAWAI KUKOSA KUPATA UJUZI WA KUMPOTEZA MPENDWA WANGU? ni na mashaka. neno kuu sio kwamba unajaribu kujitoa kwenye upotovu kabisa hasara, lakini kujifunza kuishi na kuendele ikiwa chini yako.

Kuna maisha baada ya kupoteza. mradi mtu ame adhiri kiwango cha aina ya maisha atakayo ishi machungu na huzuni. sio ndio njia kuu ya kuishi. Utakuwa na huzuni na mwenye kusumbuka kimaisha na kwa njia hiyo unawafanya wale ambao wanakupenda kuwa na huzuni na kusumbuka maishani na pia mawazo.

Una maamuzi mengine.Unaweza kutambua kuwa kuna watu wanao penda na kukuitaji. wanatazamia kukuona mwenye furaha na wakurithisha wanataka wakuone ukiwa mwenye kuinuliwa na pia mwenye mtazamo dhabiti. Wanataka wakuone ukiwa mwenye kupatikana na kujipeana kwa maisha yao.

Unaweza kupanga maisha yako na kisha kwa msaada wa Mungu unaweza kuendelea mbele na maisha yako. Mungu anampango na wewe jinsi tu alivyo kuwa na mpendwaq wako. Ni mapenzi yake uwe na furaha na kupata mahali pako maishani. Kupata mpango huo inamaana kwamba wewe kibinafsi mtafute yeye. Mungu anamengi kwenye ghala kwa ajili yako.

kanuni zimfaazo mtunzi,

• Usifanye maamuzi kwa haraka unapomaliza tu mwaka mmoja wa kwanza.

• Usitoa habari kuhusiana na vile utakavyio kuwa au vile hautakuwa na kufanya mieziyakwanza. matamshi hayo yanaweza kuondoa furaha maishani mwako kuhusiana na hali yako ya husoni yenye furaha Matamshi kama haya kwamba pete hii sitaweza kuitoa, sitawai kuowa tena,sitaweza kuoa tena,sitawai kuishi mahali pengine ila kwa nyumba hii.

www.ingramcontent.com/pod-product-compliance
Lightning Source LLC
Chambersburg PA
CBHW071338290326
41933CB00039B/1519